Lena Thöle

Aus der Reihe: e-fellows.net stipendiaten-wissen

e-fellows.net (Hrsg.)

Band 1202

Quantitative Validierung von Pyrosequenzierungs-Assays für die hämatopathologische Diagnostik

GRIN Verlag

Bibliografische Information der Deutschen Nationalbibliothek:

Die Deutsche Bibliothek verzeichnet diese Publikation in der Deutschen Nationalbibliografie; detaillierte bibliografische Daten sind im Internet über http://dnb.d-nb.de/ abrufbar.

Impressum:

Druck und Bindung: Books on Demand GmbH, Norderstedt Germany
ISBN: 978-3-656-96398-1

Dieses Buch bei GRIN:

http://www.grin.com/de/e-book/299930/quantitative-validierung-von-pyrosequenzierungs-assays-fuer-die-haematopathologische

Quantitative Validierung von Pyrosequenzierungs-Assays für die hämatopathologische Diagnostik

Bachelorarbeit

zur Erlangung des akademischen Grades Bachelor of Science Biochemie

an der Leibniz Universität Hannover

Lena Thöle

Hannover, September 2014

Medizinische Hochschule Hannover
Zentrum Pathologie, Forensik und Genetik
Institut für Pathologie
Molekularpathologie
Carl-Neuberg-Str. 1
30625 Hannover

Zusammenfassung

Sequenzanalysen mittels Pyrosequenzierung werden in der molekularen Diagnostik häufig zur Absicherung von Diagnosestellungen eingesetzt. Auch über den Verlauf einer Erkrankung oder das potentielle Ansprechen einer Therapie kann durch das Vorhandensein einer spezifischen Mutation in vielen Fällen eine Aussage getroffen werden. Daher ist eine angemessene Validierung eines Pyrosequenzierungs-Assays, bei der die Sensitivität und die Spezifität evaluiert werden, in der Routinediagnostik von grundlegender Bedeutung. Zielsetzung dieser Arbeit ist, eine Anleitung zu etablieren, mit der mit wenig Aufwand schnell einsetzbare Positivkontrollen für jeden beliebigen Sequenzbereich erstellt werden können. Diesbezüglich werden sowohl Mischungsstudien mit Zelllinien-DNA durchgeführt als auch – für den Fall, dass keine entsprechende Zelllinie mit der zu analysierenden Mutation verfügbar ist – gut amplifizierbare Plasmide eingesetzt. Im Rahmen dieser Arbeit wurden Verdünnungsanalysen mit Plasmiden, die ein Fragment des Gens U2AF1 (Codon S34 und Codon Q157) oder des Gens MYD88 (Codon L265) enthalten, durchgeführt, wobei analytische Sensitivitäten von 1,58 % bis 11,2 % erhalten wurden. Des Weiteren wurde eine Zelllinien-Mischungsstudie angewendet, um die Sensitivität des Jak2-V617F-Assays zu evaluieren. Nachdem zunächst die Jak2-Genkopienzahl in der die V617F-Mutation tragenden Zelllinie HEL mittels quantitativer *real-time* PCR bestimmt wurde, wurde eine Verdünnungsserie mit der Jak2-Wildtyp-Zelllinie HL-60 mittels Pyrosequenzierung analysiert, aus welcher eine Sensitivität von 6,25 % resultierte. Zusammenfassend lässt sich sagen, dass im Zuge dieser Arbeit eine funktionierende Methode zur Herstellung von Positivkontrollen für Pyrosequenzierungs-Assays für beliebige genetische Marker etabliert wurde.

Inhaltsverzeichnis

Abkürzungsverzeichnis

°C	Grad Celsius
µL	Mikroliter
µM	Mikromol/Liter
A	Adenin
Abb.	Abbildung
APS	Ammoniumpersulfat
ATP	Adenosintriphosphat
BCR-ABL	*Breakpoint cluster region – Abelson murine leukemia viral oncogene homolog*
Bp	Basenpaar
BRAF	*V-raf murine sarcoma viral oncogene homolog B*
C	Cytosin
C_T-Wert	*Cycle threshold*
Da	Dalton
dATP	Desoxyadenosintriphosphat
dATPαS	Desoxyadenosin-α-thiotriphosphat
ddH_2O	Bidestilliertes Wasser
DNA	Desoxyribonukleinsäure
dNTP	Desoxyribonukleosidtriphosphat
dsDNA	Doppelstrang-DNA
E	Glutaminsäure
E. coli	*Escherichia coli*
EDTA	Ethylendiamintetraessigsäure
EGFR	*Epidermal growth factor receptor*
ET	Essentielle Thrombozythämie
et al.	und andere
EtBr	Ethidiumbromid
EtOH	Ethanol
F	Phenylalanin
FFPE	Formalin fixiert und in Paraffin eingebettet
FGFR 1	*Fibroblast growth factor receptor 1*
G	Glycin
G	Guanin (im Pyrogram)
g	Gramm
HPLC	*High-performance liquid chromatography*
Jak2	Januskinase 2
JH	*Jak homology domain*
K	Lysin
KRAS	*V-Ki-ras2 Kirsten rat sarcoma viral oncogene homolog*
L	Leucin

L	Liter
LB	*Lysogeny broth*
LOD	*Limit of detection*
M	Methionin
M	Molarität (Mol/Liter)
MDS	Myelodysplastisches Syndrom
$MgCl_2$	Magnesiumchlorid
mL	Milliliter
mM	Millimol/Liter
MPN	Myeloproliferative Neoplasien
mRNA	*Messenger* Ribonukleinsäure
MYD88	*Myeloid Differentiation Primary Response Gene 88*
NaCl	Natriumchlorid
NF-κB	*Nuclear factor 'kappa-light-chain-enhancer' of activated B-cells*
NSCLC	*Non-small cell lung cancer*
P	Prolin
PAA	Polyacrylamid
PAGE	Polyacrylamid-Gelelektrophorese
PCR	Polymerasekettenreaktion
PMF	Primäre Myelofibrose
PP_i	Pyrophosphat
PV	Polycythaemia Vera
Q	Glutamin
qPCR	Quantitative *real-time* PCR
R	Arginin
RNA	Ribonukleinsäure
RNase	Ribonuklease
ROX	Carboxy-X-Rhodamin
RT	Raumtemperatur
S	Serin
S.O.C.	*Super optimal broth*
sAML	Sekundäre Akute Myeloische Leukämie
SDS	Natriumdodecylsulfat
SNP	*Single nucleotide polymorphism*
SRSF2	*Serine/Arginine-Rich Splicing Factor 2*
T	Threonin
T	Thymin (im Pyrogram)
Tab.	Tabelle
Taq	*Thermus aquaticus*
TBE-Puffer	Tris-Borat-EDTA-Puffer
TEMED	N,N,N',N'-Tetramethylethylen-1,2-diamin
TE-Puffer	Tris-EDTA-Puffer
TP53	Tumorprotein p53

Tris	Tris(hydroxymethyl)-aminomethan
U2AF1	*U2 Small Nuclear RNA Auxiliary Factor 1*
V	Valin
V	Volt
WM	Waldenströms Makroglobulinämie

1 Einleitung

1.1 Anwendungen von Sequenzanalysen in der Onkologie

Molekularbiologische Techniken, wie die Mutationsanalyse, haben in der Onkologie in den letzten Jahren immer mehr an Bedeutung gewonnen. Beispielsweise lassen sich anhand des Vorhandenseins einer charakteristischen Mutation morphologische Diagnosestellungen absichern. So kann die mit den Myeloproliferativen Neoplasien (MPN) assoziierte Jak2-V617F-Mutation in 97 % aller Fälle von Polycythaemia Vera (PV) und in 50 – 60 % von Essentieller Thrombozythämie (ET) und Primärer Myelofibrose (PMF) gefunden werden (Baxter et al. 2005; Milosevic & Kralovics 2013). Des Weiteren können bestimmte Sequenzvariationen als prognostische Marker eingesetzt werden und somit eine Aussage über den vermutlichen Verlauf einer Erkrankung getroffen werden. Ein Beispiel hierfür sind Mutationen in dem Splicefaktor-Gen SRSF2, deren Auftreten mit einem kürzeren Überleben von Patienten mit Myelodysplastischem Syndrom (MDS) assoziiert ist (Makishima et al. 2012; Patnaik et al. 2013). Ebenso bedeutend sind Sequenzanalysen für die Behandlung von Krebserkrankungen, da das Vorhandensein bestimmter Mutationen den Therapieerfolg eines Medikamentes beeinflussen kann. So sprechen Patienten mit Lungenkarzinom (NSCLC) mit bestimmten sogenannten aktivierenden EGFR-Mutationen (Exon 18 G719X oder Exon 21 L858R) auf eine Therapie mit EGFR-Tyrosinkinase-Inhibitoren an (Yun et al. 2007), während hingegen Patienten mit anderen EGFR-Mutationen (z.B. Exon 20 T790M) resistent gegen diese Therapie sind (Yun et al. 2008). Ebenso sprechen an einem Kolorektalem Karzinom Erkrankte mit KRAS-Mutation (beispielsweise Codon 12 oder 13) oder BRAF-Mutation (V600E) nicht auf eine Therapie mit monoklonalen EGFR-Antikörpern an (Shaib et al. 2013).

1.2 Pyrosequenzierung als etablierte Methode in der Sequenzanalyse

Das 1996 entwickelte Verfahren der Pyrosequenzierung ist eine „*sequence-by-synthesis*"-Technik, bei der die DNA-Synthese in Echtzeit detektiert wird (Harrington et al. 2013). Durch den häufigen Einsatz dieser Methode in der klinischen Diagnostik hat die Pyrosequenzierung im letzten Jahrzehnt stetig steigende Bedeutung erlangt. Im Vergleich zur konventionell genutzten Sanger-Sequenzierung, bei der ca. 20 % mutierte Allele als untere Nachweisgrenze gilt, hat die Pyrosequenzierung ein verbessertes *limit of detection* (LOD) von ca. 5 % (Tsiatis et al. 2010). Des Weiteren können die Sequenzanalysen durch die Pyrosequenzierung zusätzlich quantifiziert werden, da die Peakhöhe im Pyrogram proportional zur Menge des eingebauten Nukleotids ist. Ein weiterer Vorteil gegenüber der eher komplexeren Sanger-Sequenzierung ist, dass die Pyrosequenzierung schneller durchzuführen ist, da die generierte Biolumineszenz in einem einzigen Schritt in Echtzeit gemessen werden kann, wohingegen die Detektion bei der Sanger-Sequenzierung in einem separaten Schritt erfolgt. Außerdem liegt die Stärke der Pyrosequenzierung in der Analyse kürzerer Fragmente von weniger als 100 Bp (Harrington et al. 2013), während hingegen mit der Sanger-Methode, bei der auch *De-novo*-Sequenzierungen möglich sind, Fragmentlängen von 800 Bp sequenziert werden können (Warren et al. 2007).

In der onkologischen Sequenzanalyse stellt Formalin fixiertes und in Paraffin eingebettetes Gewebe (FFPE-Gewebe) ein wichtiges Ausgangsmaterial für die DNA-Isolation dar (Lehmann & Kreipe 2001). Problematisch hierbei ist jedoch, dass während des Fixierungsprozesses die DNA in kürzere, nur einige hundert Basenpaar lange Fragmente degradiert wird und auch Sequenzveränderungen auftreten können (Dietrich et al. 2013). Da jedoch die primäre Anwendung der Pyrosequenzierung die Sequenzierung kurzer DNA-Fragmente ist, kann somit FFPE-Gewebe problemlos als Ausgangsmaterial eingesetzt werden. Außerdem werden in der Sequenzanalyse in der Onkologie meist sogenannte Mutations-Hotspots untersucht, die nur wenige Basenpaare umfassen (Spittle et al. 2007).

Eine große Herausforderung in der klinischen Diagnostik ist die Definition eines angemessenen Grenzwertes für einen Pyrosequenzierungs-Assay, ab dem ein Signal sich hinreichend vom Hintergrundrauschen abhebt und somit als „mutiert“ interpretiert werden kann. Charakteristisch für einen Assay sind dessen Sensitivität, nämlich der Anteil richtig als mutiert deklarierter Fälle, und die Spezifität, nämlich der Anteil richtig als wildtyp deklarierter Fälle (Pewsner et al. 2004). Unter Sensitivität kann in einem anderen Kontext auch die technische

Sensitivität oder auch das *limit of detection* (LOD) eines Assays verstanden werden. Das LOD ist der kleinstmögliche Anteil an mutierten Allelen, der noch mit einer gewissen Sicherheit detektiert werden kann (Armbruster et al. 1994). Ein in der Literatur allgemein anerkanntes LOD für die Pyrosequenzierung ist 5 %. Andere Studien ergaben LODs von 3 bzw. 7 % (Packham et al. 2009; Cushman-Vokoun et al. 2013), 5 % (Tsiatis et al. 2010), 6 % (Ibrahem et al. 2010; Jiang et al. 2012), 5 – 10 % (Jelinek et al. 2005; Steensma 2006; Arita et al. 2014) und 15 – 20 % (Spittle et al. 2007). Da in einer Gewebeprobe der Anteil an bösartigen Tumorzellen oftmals gering ist, muss ein Pyrosequenzierungs-Assay ausreichend sensitiv sein und angemessen validiert werden. Wie wichtig die Qualitätskontrolle in der onkologischen Sequenzanalyse ist, haben Dijstra *et al.* in einer Multicenter-Studie gezeigt, da in dieser Studie sehr viele Sequenzierungs-Assays bei abnehmendem Anteil an mutierten Allelen stark voneinander abweichende Ergebnisse erzielt haben. Eine gute Validierung beinhaltet Positivkontrollen mit bekanntem Anteil an mutierten Allelen, sodass die Reproduzierbarkeit und das LOD eines Pyrosequenzierungs-Assays beurteilt werden können.

1.3 Im Rahmen dieser Arbeit untersuchte genetische Marker

U2 Small Nuclear RNA Auxiliary Factor 1 (U2AF1)

U2AF1 ist die kleinere Untereinheit des heterodimeren *U2 Small Nuclear RNA Auxiliary Factors*, ein Protein, das eine wichtige Rolle beim Aufbau des Spliceosoms spielt. Die Funktion von U2AF1 (35 kDa) ist die Erkennung des AG-Dinukleotids der 3'-Splicestelle der prä-mRNA und die anschließende Bildung des initialen Splicing-Komplexes (Damm et al. 2012). Somatische Mutationen des Gens für U2AF1 betreffen vorrangig zwei hoch konservierte Aminosäuren, nämlich S34 und Q157, welche innerhalb der beiden Zinkfinger-Domänen des Proteins lokalisiert sind. In Codon 34 kann beispielsweise eine Substitution von Serin durch Phenylalanin (S34F) stattfinden und in Codon 157 kann das Glutamin unter anderem zu einem Prolin (Q157P) verändert werden (Yoshida et al. 2011). Der genaue Pathomechanismus dieser Missense-Mutationen ist noch nicht vollständig aufgeklärt. Es wird jedoch vermutet, dass Mutationen in den Splicefaktor-Genen zu abnormalem Splicing oder verändertem alternativen

Splicing von Genen führen könnten, die an funktionell wichtigen Stoffwechselwegen beteiligt sind. So werden beispielsweise Gene aus Stoffwechselwegen, wie dem Zellzyklus oder der RNA-Prozessierung, abnormal gesplict, was dann die Leukämogenese fördern kann (Przychodzen et al. 2013). U2AF1-Mutationen findet man häufig bei Patienten mit den Erkrankungen Myelodysplastisches Syndrom (MDS) und sekundäre Akute Myeloische Leukämie (sAML) (Qian et al. 2012).

Januskinase 2 (Jak2)

Die Januskinase 2 ist eine cytoplasmatische Tyrosinkinase und besteht aus vier funktionalen Domänen, zu denen u. a. die JH1- und die JH2-Domäne gehören. Die JH1-Domäne stellt die katalytisch aktive Tyrosinkinase-Domäne dar, wohingegen die JH2-Domäne eine katalytisch inaktive Pseudokinase-Domäne mit negativer Regulatorfunktion der Kinasefunktion ist (Saharinen & Silvennoinen 2002). Jak-Proteine spielen eine wichtige Rolle in Zytokinrezeptor-vermittelten Signalwegen. Beispiele hierfür sind der Erythropoetin- oder auch der Throm bopoetin-Rezeptor, die beide selbst keine direkte Kinaseaktivität besitzen, sondern das extrazelluläre Signal intrazellulär über Januskinasen weiterleiten und so z. B. die Zellproliferation anregen (Baker et al. 2007). Die am häufigsten auftretende Mutation im Jak2-Gen ist die Jak2-V617F-Mutation, welche die JH2-Domäne betrifft. Diese sog. *gain-of-function* Mutation hat eine konstitutive Aktivierung der Kinase und somit unkontrollierte Proliferation zur Folge. Bei Patienten mit Myeloproliferativer Neoplasie (MPN) ist diese Mutation die bedeutendste genetische Anomalie. Unter den BCR-ABL1-negativen MPNs wurde die Jak2-V617F-Mutation in 97 % aller Fälle von Polycythaemia Vera (PV) und in 50 – 60 % von Essentieller Thrombozythämie (ET) und Primärer Myelofibrose (PMF) identifiziert (Baxter et al. 2005; Milosevic & Kralovics 2013).

Myeloid Differentiation Primary Response Gene 88 (MYD88)

MYD88 ist ein Adaptermolekül sowohl im Toll-like-Rezeptor- als auch im Interleukin-1-Rezeptor-Signalweg. Die Stimulation dieser Signalwege hat eine Aktivierung des NF-κB-Signalwegs zur Folge, wodurch das Überleben der betroffenen Zelle gefördert wird, indem proliferationsfördernde Gene, die z.B. für Apoptoseinhibitoren kodieren, exprimiert werden (Watters et al. 2007). Die häufigste Mutation im Gen MYD88 ist eine Punktmutation der Aminosäure 205 in bösartigen B-Zellen, bei der ein Leucin durch ein Prolin substituiert wird. MYD88 L265P hat ein konstitutiv aktives Protein zur Folge, dessen Überexpression der betroffenen B-Zelle einen selektiven Überlebensvorteil gewährt und somit einen *pro-survival*-Effekt auf diese Zelle hat (Ngo et al. 2011). Die MYD88-L265P-Mutation tritt am häufigsten in Non-Hodgkin-Lymphomen auf, zu welchen u. a. das seltene Lymphoplasmozytische Lymphom, Waldenströms Makroglobulinämie (WM), gehört. In einer Studie von Ansell *et al.* wurde die MYD88-L265P-Mutation in 97 % aller WM-Patienten identifiziert (Ansell et al. 2013).

1.4 Zielsetzungen dieser Arbeit

Das Ziel der vorliegenden Arbeit besteht darin, Pyrosequenzierungs-Assays quantitativ zu validieren, indem Positivkontrollen angefertigt und anschließend mittels Pyrosequenzierung analysiert werden. Diese Qualitätskontrolle beinhaltet Verdünnungsserien mit unterschiedlichen Anteilen an mutierten Allelen, die von mehreren verschiedenen Mutations-Hotspots in den Genen U2AF1, Jak2 und MYD88 erstellt werden, sodass schließlich eine Aussage zum spezifischen LOD des jeweiligen Assays getroffen werden kann. Hierbei werden sowohl durch Klonierung erhaltene Plasmide als auch aus FFPE-Gewebe isolierte DNA sowie Zelllinien-DNA verwendet. Außerdem wird angestrebt, Bedingungen zu simulieren, die mit einer realen Patientenprobe vergleichbar sind, sodass die erzielten Ergebnisse auch im Hinblick auf die Routinediagnostik aussagekräftig sind.

2 Material

2.1 Verbrauchsmaterialien

Tabelle 1: Verwendete Materialien

Material	Hersteller
96-Well Multiply PCR-Platten (0,2 mL)	Sarstedt
Biosphere Filter Tips (10; 100; 1000)	Sarstedt
Combitips advanced (1,0 mL)	Eppendorf
Fast PCR Plate 96 Halbrand (0,2 mL)	Sarstedt
GenUP™ PCR Cleanup Kit Collection Tubes	biotechrabbit
GenUP™ PCR Cleanup Kit Mini Columns	biotechrabbit
PSQ HS 96 Plate	Qiagen
PyroMark™ Q96 HS Capillary Dispensing Tips	Qiagen
PyroMark™ Q96 HS Reagent Dispensing Tips	Qiagen
PyroMark™ Q96 HS Vakuum Prep Tool Filter Probe	Qiagen
QIAprep Spin Columns	Qiagen
Reaktionsgefäße (5 mL; 15 mL)	Sarstedt
SafeSeal Reaktionsgefäße (0,2 mL; 0,5 mL; 1,5 mL; 2,0 mL)	Sarstedt

2.2 Zelllinien

Tabelle 2: Verwendete Zelllinien (Quelle: American Type Culture Collection (ATCC))

Name	Zelltyp / Gewebe	Genetische Besonderheiten
HEL	Erythroleukämie / Knochenmark	Homozygote Jak2-V617F-Mutation
HL-60	Promyelozytenleukämie / Blut	Jak2-V617-Wildtyp, Myc-Onkogen-Expression
HS 578T	Mammakarzinom / Brustgewebe	Hypotriploid, ~ 59 Chromosomen
MDA-MB 134	Duktales Karzinom / Brustgewebe	Hypodiploid, Amplifikation des Gens FGFR-1
IPH 926	Mammakarzinom / Brustgewebe	TP53-E285K-Mutation (Christgen et al. 2009)
MFM 223	Mammakarzinom / Brustdrüse	Diploid

2.3 Patientenproben

Die für den FFPE-DNA-Hintergrund verwendete DNA stammt von einer Lymphknotengewebeprobe der Medizinischen Hochschule Hannover (MHH).

Das im Rahmen dieser Arbeit klonierte MYD88-Fragment wurde durch Amplifikation der DNA eines Patienten mit MYD88-L265P-Mutation, der an einem Non-Hodgkin-Lymphom der B-Zell-Reihe (speziell ein Immunozytom) erkrankt ist, erhalten.

Die verwendete S34F-mutierte FFPE-DNA stammt von einem Patienten mit Primärer Myelofibrose (PMF), wohingegen die Q157P-mutierte FFPE-DNA einem Patienten mit Myelodysplastischem Syndrom (MDS) entstammt.

Alle Patientenproben sind anonymisiert und stammen retrospektiv aus dem Archiv.

2.4 Primer

Tabelle 3: Verwendete Primer (Großbuchstaben = genspezifische Primersequenz; Kleinbuchstaben = *tail*-Sequenz für die Hybridisierung des universal-biotinylierten Primers; bio = Biotin)

Name	Sequenz
U2AF1 – Mutationsdetektion (1,5 mM $MgCl_2$)	
U2AF1-S34-F1	5′-TTG GAG CAT GTC GTC ATG G-3′
U2AF1-S34-F1-tail	5′-ggg aca ccg ctg atc gtt taT TGG AGC ATG TCG TCA TGG-3′
U2AF1-S34-R1	5′-CTG GCT AAA CGT CGG TTT ATT G-3′
U2AF1-S34-R1-tail	5′-ggg aca ccg ctg atc gtt taC TGG CTA AAC GTC GGT TTA TTG-3′
U2AF1-Q157-F1	5′-AAT GGA CAG CCG ATC CAC G-3′
U2AF1-Q157-F1-tail	5′-ggg aca ccg ctg atc gtt taA ATG GAC AGC CGA TCC ACG-3′
U2AF1-Q157-R1	5′-TCA CTG GCC ACT CCT CAC TCA-3′
U2AF1-Q157-R1-tail	5′-ggg aca ccg ctg atc gtt taT CAC TGG CCA CTC CTC ACT CA-3′
U2AF1-S34-Pyro1	5′-CAT GGA GAC AGG TGC-3′
U2AF1-S34-Pyro1R	5′-GTT TAT TGT GCA ACC G-3′
U2AF1-Q157-Pyro1	5′-GAG AAG CCT GCT GCC-3′
U2AF1-Q157-Pyro1R	5′-ACT CAC CCC ATC TCA TA-3′
Jak2 – Mutationsdetektion (2,5 mM $MgCl_2$)	
Jak2-F	5′-TAT GAT GAG CAA GCT TTC TCA CAA G-3′
Jak2-Fbio-2	5′-bio-TTC TCA CAA GCA TTT GGT TTT AA-3′
Jak2-D-R-Bio	5′-bio-AGA AAG GCA TTA GAA AGC CTG TAG TT-3′

Name	Sequenz
Jak2-R-2	5'-GAT GCT CTG AGA AAG GCA TTA GAA-3'
Jak2-D-S (Pyro.)	5'-GGT TTA AAT TAT GGA GTA TGT-3'
Jak2-S-2 (Pyro.)	5'-CTT ACT CTC GTC TCC ACA GA-3'
APP-F	5'-TCA GGT TGA CGC CGC TGT-3'
APP-R2	5'-TGG ACA CCG ATG GGT AGT GAA G-3'
DCK-F[1]	5'-GCC GCC ACA AGA CTA AGG AAT-3'
DCK-R[1]	5'-CGA TGT TCC CTT CGA TGG AG-3'
MYD88 – Mutationsdetektion (1,5 mM $MgCl_2$)	
MYD88-F2	5'-ATG GCA CCC CTT GGC TTG-3'
MYD88-F2-bio	5'-bio-ATG GCA CCC CTT GGC TTG-3'
MYD88-R1	5'-CTG GGG AAC TCT TTC TTC ATT GC-3'
MYD88-R1-bio	5'-bio-CTG GGG AAC TCT TTC TTC ATT GC-3'
MYD88-pyro-1F	5'-CCA TCA GAA GCG AC-3'
MYD88-pyro-1R	5'-TAC TTG ATG GGG AT-3'
Universal-biotinylierter Primer	
univ.biot.	5'-bio-GGG ACA CCG CTG ATC GGT TA-3'

2.5 Kitsysteme

Tabelle 4: Verwendete Kitsysteme

Kit	Hersteller
GenUP™ PCR Cleanup Kit	biotechrabbit
QIAprep® Spin Miniprep Kit	Qiagen
Qubit™ dsDNA HS Assay Kit	Invitrogen
TOPO® TA Cloning® Kit for Sequencing	Invitrogen

2.6 Reagenzien und Lösungen

Tabelle 5: Eingesetzte Reagenzien und Lösungen

Name	Hersteller
6 x Loading Dye	Fermentas
Agarose	Invitrogen
Ammoniumpersulfat (APS)	Applichem
Ampicillin (50 mg/mL)	Applichem
Ampuwa®-H_2O (ddH_2O)	Fresenius Kabi
Aqua ad iniectabilia (PCR-Wasser)	Braun
Borsäure	Roth
Chloroform	J. T. Baker
Dextran (DEAE)	Sigma Aldrich

[1] 3 mM $MgCl_2$

Name	Hersteller
dNTP-Mix für PCR (10 mM)	Fermentas
dNTPs für Pyrosequenzierung	Qiagen
Ethanol absolut	Applichem
Ethidiumbromid-Stammlösung (10 mg/mL)	Applichem
Ethylendiamintetraacetat-Dinatriumsalz (EDTA)	Applichem
GenUP™ Binding Buffer	biotechrabbit
HPLC-H_2O	J. T. Baker
LB Broth (Pellets)	Sigma Aldrich
Magnesiumchlorid (25 mM)	Invitrogen
Natriumacetat (3 M)	Sigma Aldrich
Natriumhydroxid (NaOH)	Merck
Natriumhypochlorit-Stammlösung (12 % Cl)	Roth
One Shot® DH5α-T1® Competent Cells (*E.coli*)	Invitrogen
pBR322 DNA / BsuRI (HaeIII) Marker	Thermo Scientific
PCR-Puffer 10 x (ohne $MgCl_2$)	Invitrogen
Platinum® Taq Puffer (10 x)	Invitrogen
Platinum® Taq Polymerase (5 U/µL)	Invitrogen
Proteinase K (20 mg/mL, 30 mAnson-U/mg)	Merck
PyroMark™ Annealing Buffer	Qiagen
PyroMark™ Binding Buffer	Qiagen
PyroMark™ Enzym-Mix	Qiagen
PyroMark™ Substrat-Mix	Qiagen
PyroMark™ Wash Buffer (10 x)	Qiagen
QIAprep Buffer P1, P2, N3, PE, EB	Qiagen
Qubit™ dsDNA HS Buffer	Invitrogen
Qubit™ dsDNA HS Reagent	Invitrogen
Qubit™ dsDNA HS Standards	Invitrogen
RNase A (100 mg/mL, 7 U/µL)	Qiagen
Roti Phenol/Chloroform/Isoamylalkohol	Roth
Rotiphorese® Gel 40	Roth
ROX Reference Dye (100 µM)	Invitrogen
S.O.C. Medium	Invitrogen
Streptavidin Sepharose™ High Performance	GE Healthcare
SYBR Green (10 000 x)	Invitrogen
Tetramethylethylendiamin (TEMED)	Applichem
TOPO® TA Cloning® Reagents	Invitrogen
Tris(hydroxymethyl)-aminomethan (Tris)	Roth
Tween 20	Applichem
Xylol -Ersatz	J. T. Baker

Tabelle 6: Zusammensetzung der Lösungen

Name	Zusammensetzung	Ansatz / L
1 x TE	Tris (100 mM)	100 mL
	EDTA (0,5 M)	2 mL
	Ampuwa ®-H_2O	ad 1 L

Name	Zusammensetzung	Ansatz / L
1 x Washing Buffer	PyroMark™ Wash Buffer (10 x)	100 mL
	Ampuwa ®-H_2O	ad 1 L
1 x TBE	Tris	10,8 g
	Borsäure	5,48 g
	EDTA (500 mM)	4 mL
	Ampuwa ®-H_2O	ad 1 L
Ammoniumpersulfat (10 %)	Ammoniumpersulfat	100 g
	Ampuwa ®-H_2O	ad 1 L
Denaturierungslösung (0,2 M NaOH)	NaOH	8 g
	Ampuwa ®-H_2O	ad 1 L
Ethanol (70 %)	Ethanol (absolut)	700 mL
	Ampuwa ®-H_2O	ad 1 L
Ethidiumbromid-Lösung	Ethidiumbromid-Stammlösung (10 mg/mL)	100 µL
	Ampuwa ®-H_2O	ad 1 L
LB-Agar (50 µg/mL Ampicillin; 1,5 % Agarose)	Agarose	15 g
	LB Broth	22 g
	Ampicillin (50 mg/mL)	1 mL
	Ampuwa ®-H_2O	ad 1 L
LB-Medium (50 µg/mL Ampicillin)	LB Broth	22 g
	Ampicillin (50 mg/mL)	1 mL
	Ampuwa ®-H_2O	ad 1 L
Natriumacetat (3 M; 100 µg/mL Dextran)	Natriumacetat (3 M)	998 mL
	Dextran (50 mg/mL)	2 mL
Natriumhypochlorit	Natriumhypochlorit (12 %)	333,5 mL
	Ampuwa ®-H_2O	ad 1 L
Polyacrylamid-Gel (8 %)	Polyacrylamid-Gel-Lösung (8 %)	987 mL
	APS (10 %)	12,3 mL
	TEMED	0,5 mL
Polyacrylamid-Gel-Lösung (8 %)	Acrylamid-Stammlösung (38 %)	210 mL
	10 x TBE-Puffer	100 mL
	Ampuwa ®-H_2O	ad 1 L
Proteinase K-Puffer	Tris (100 mM)	496,5 mL
	EDTA (0,5 M)	2 mL
	Tween 20 (0,5 %)	5 mL
	Ampuwa ®-H_2O	ad 1 L
Qubit™ Arbeitslösung	Qubit™ dsDNA HS Reagent	5 mL
	Qubit™ dsDNA HS Buffer	ad 1 L

2.7 Geräte, Software und Datenbanken

Tabelle 7: Verwendete Geräte

Gerät	Hersteller
7500 Fast Real-Time PCR System	Applied Biosystems
Applied Biosystems® 2720 Thermal Cycler	Life Technologies
Autoklav 5050 ELV	Tuttnauer

Gerät	Hersteller
Geldokumentationssystem	INTAS
Hereaus Fresco 17 Centrifuge	Thermo Scientific
Inkubator B15	Hereaus
Inkubator TH30	Edmund Bühler
Microtom HN40	Reichert & Jung
NanoDrop 2000 Spectrophotometer	Thermo Scientific
PyroMark™ Q96 MD	Qiagen
PyroMark™ Q96 Vacuum Prep Workstation	Qiagen
Qubit® 2.0 Fluorimeter	Invitrogen
Sigma 2-5 Centrifuge	Sigma Aldrich
T1 Thermocycler	Biometra
TB1 Thermoblock	Biometra
TGradient Thermocycler	Biometra
Thermomixer Compact	Eppendorf
Thermoshaker	Schutron
Universalschüttler SM-30	Edmund Bühler

Tabelle 8: Verwendete Software

Software	Hersteller
PyroMark™ MD V 1.0	Biotage
NanoDrop 2000/c V 1.3.1	Termo Scientific
7500 Fast System SDS Software V 1.4	Applied Biosystems

Tabelle 9: Verwendete Datenbanken (Das Aufrufdatum der verwendeten Internetseiten liegt im Zeitraum 23.06.2014 bis 10.09.2014)

Datenbank	Internetseite
American Type Culture Collection – Cell Lines	www.atcc.org (letzter Zugriff: 10.08.14)
Genome Browser ENSEMBL	www.ensembl.org (letzter Zugriff: 30.06.14)
Katalog von somatischen Mutationen in Krebserkrankungen	www.cancer.sanger.ac.uk (letzter Zugriff: 20.07.14)
Literaturdatenbank PubMed	www.ncbi.nlm.nih.gov (letzter Zugriff: 03.09.14)

3 Methoden

3.1 DNA-Isolierung aus FFPE-Gewebe

Um realistische Begebenheiten zu simulieren, wird genomische DNA aus Formalin fixiertem und in Paraffin eingebettetem (FFPE) Lymphknotengewebe isoliert, welche als nicht-mutierte Hintergrund-DNA in den Assays eingesetzt wird. Hierzu wird das Verfahren der Phenol/Chloroform-Extraktion laut Protokoll des Instituts der Pathologie der MHH angewendet. Das Trennprinzip basiert dabei auf der unterschiedlichen Löslichkeit der durch organische Lösungsmittel denaturierten Proteine, die sich an der Phasengrenze ansammeln, und der zu isolierenden DNA, die in der oberen wässrigen Phase konzentriert wird.

Zunächst werden mithilfe des Mikrotoms von jeder FFPE-Probe fünf Gewebeschnitte (jeweils 15 µm) angefertigt und in ein 1,5 mL-Tube überführt. Klinge, Pinzette und Mikrotom werden dabei wiederholt mit Xylol-Ersatz gereinigt, um potentielle Kontaminationen zu vermeiden. Die Gewebeschnitte werden in je 1000 µL Proteinase K-Puffer sowie 50 µL Proteinase K über Nacht im Schüttler bei 55 °C inkubiert. Am folgenden Tag wird der Überstand nach kurzer Zentrifugation (5 Min. bei 17 000 x g und 4 °C) in ein neues 1,5 mL-Tube überführt und 750 µL einer Phenol/Chloroform/Isoamylalkohol-Lösung hinzugefügt, gevortext und 15 Min. bei 17 000 x g zentrifugiert. Der klare Überstand, der die DNA enthält, wird in ein neues 1,5 mL-Tube überführt und einer erneuten Phenol/Chloroform-Extraktion unterworfen. Anschließend wird der wässrige Überstand mit 750 µL Chloroform versetzt, gevortext und kurz zentrifugiert (3 Min. bei 17 000 x g bei 4 °C). Nach erneuter Überführung des wässrigen Überstandes in ein weiteres Tube werden 5 µL RNase A (10 mg/mL) hinzugegeben und zur Beseitigung von RNA für 30 Min. bei 37 °C im Heizblock inkubiert. Nach der Degradation der RNA wird eine erneute Phenol/Chloroform-Extraktion mit anschließender Chloroform-Behandlung (s. o.) durchgeführt. Zur Fällung der DNA über Nacht bei –20 °C wird der wässrige Überstand wiederum in ein neues Tube überführt und mit 1/10 Vol. 3 M Natriumacetat-Lösung (enthält 100 µg/mL Dextran) und ca. 1,5 Vol. absolutem Ethanol versetzt. Am folgenden Tag wird die gefällte DNA 20 Min. bei 17 000 x g und 4 °C herunterzentrifugiert, der

Überstand verworfen und das erhaltene Pellet mit 500 µL 70 % Ethanol gewaschen. Nach erneuter Zentrifugation (5 Min. bei 17 000 x g und 4 °C) wird der Überstand entfernt, das Pellet in 100 µL 1 x TE-Puffer gelöst und bis zum weiteren Gebrauch bei –20 °C gelagert.

3.2 DNA-Konzentrationsbestimmung

3.2.1 NanoDrop 2000 Spectrophotometer

Die Bestimmung der DNA-Konzentration in wässriger Lösung mithilfe des *NanoDrop 2000 Spectrophotometers* von *Thermo Scientific* basiert auf der Absorption der Nukleinsäuren bei einer Wellenlänge von 260 nm. Um die Konzentration an doppelsträngiger DNA (dsDNA) zu erhalten, wird die gemessene Extinktion bei 260 nm mit dem Faktor 50 ng/µL multipliziert. Nach Messung des Blindwertes (1 x TE-Puffer), der von dem Spectrophotometer automatisch von jedem Messwert subtrahiert wird, werden jeweils 1 µL Probe aufgetragen und eine Extinktionsmessung durchgeführt. Der Quotient aus A_{260} und A_{280} dient der Reinheitsprüfung, da bei 280 nm vor allem aromatische Aminosäuren absorbieren. Liegt der Quotient zwischen 1,8 und 2,0, so handelt es sich um eine reine DNA (Scientific 2009).

Zu bemerken ist jedoch, dass bei dieser Methode der DNA-Konzentrationsbestimmung die Fragmentlänge der quantifizierten DNA nicht berücksichtigt wird. Somit werden – im Gegensatz zur Messung mit dem *Qubit® 2.0 Fluorimeter* (siehe Punkt 3.2.2) – deutlich höhere Konzentrationen erhalten, wenn fragmentierte DNA vermessen wird, da auch kurze, zur Amplifikation nicht geeignete, DNA-Fragmente erfasst werden. Des Weiteren ist diese Methode störungsanfälliger als das *Qubit® 2.0 Fluorimeter*, da viele weitere Moleküle, wie z. B. einige Proteine (Schmid 2001), bei 260 nm absorbieren und deren Anwesenheit somit eine erhöhte DNA-Konzentration suggeriert.

3.2.2 Qubit® 2.0 Fluorimeter

Die DNA-Konzentrationsbestimmung mithilfe des *Qubit® 2.0 Fluorimeters* von *Invitrogen* stellt eine weitere Methode zur Quantifizierung von DNA dar. Hierbei kommt ein DNA-spezifischer Fluoreszenzfarbstoff zum Einsatz, der nach Bindung an doppelsträngige DNA intensiv fluoresziert, während er hingegen im ungebundenen Zustand keine Fluoreszenzeigenschaften aufweist. Mithilfe zweier DNA-Standards wird von dem *Qubit® 2.0 Fluorimeter* eine Kalibrationsgerade ermittelt, anhand derer die Konzentration an DNA bestimmt werden kann (Invitrogen 2010). Zur Vermessung der Standards bzw. Proben werden jeweils 7,5 µL Qubit™ dsDNA HS Standard bzw. 1,5 µL Probe mit 142,5 µL bzw. 148,5 µL Qubit™ dsDNA HS Arbeitslösung verdünnt und anschließend mithilfe des *Qubit® 2.0 Fluorimeters* die Fluoreszenzintensität ermittelt, anhand derer die Konzentration erhalten werden kann.

Im Gegensatz zur DNA-Quantifizierung mittels UV-Messung mit dem *NanoDrop 2000 Spectrophotometer* ist diese Messmethode spezifischer für DNA und erfasst nur nicht zu stark fragmentierte DNA, die auch zur Amplifikation geeignet ist. Somit werden niedrigere Konzentrationen an DNA erhalten (vgl. Punkt 3.2.1).

3.3 Polymerase-Kettenreaktion (PCR)

Die Polymerase-Kettenreaktion (PCR) dient der Vervielfältigung eines durch jeweils spezielle *forward-* und *reverse*-Primer festgelegten DNA-Abschnitts. Hierbei kommt zumeist eine hitzestabile Taq-Polymerase (hier *Platinum®* Taq Polymerase von *Invitrogen*) zum Einsatz, die ein Temperaturoptimum von 72 °C besitzt. In einem ersten Schritt wird die dsDNA bei 95 °C denaturiert. Anschließend wird die Temperatur auf ca. 55 – 65 °C, der *Annealing*-Temperatur, abgesenkt, sodass die Primer binden können. Die *Annealing*-Temperatur hängt von den eingesetzten Primern ab. Zuletzt wird die Temperatur wieder auf 72 °C erhöht, sodass die Taq-Polymerase den komplementären Strang synthetisieren kann (Elongation). Dieser zyklische Prozess (vgl. Tabelle 10) wird 35 – 45 mal wiederholt, wobei sich die DNA-Menge im Idealfall pro Zyklus verdoppeln sollte (Mülhardt, 2009).

Das im Zuge dieser Arbeit verwendete Protokoll zur PCR ist Tabelle 10 und der jeweilige Ansatz Tabelle 11 zu entnehmen.

Tabelle 10: Protokoll für die PCR (45 Zyklen der Schritte 2 – 4)

Schritt	Temperatur	Zeit
1 Aktivierung	95 °C	5 Min.
2 Denaturierung	95 °C	30 Sek.
3 Annealing	60 °C	45 Sek.
4 Elongation	72 °C	30 Sek.
5 Abschließende Elongation	72 °C	5 Min.
6 Ende	8 °C	∞

Tabelle 11: Ansatz für eine PCR (25 µL)

Komponente	Volumen [µL]
Platinum® Taq Puffer (10 x)	2,5
dNTP-Mix (10 mM)	0,5
$MgCl_2$ (25 mM)	1,5 bzw. 2,5
Primer-Mix (10 pmol/µL)	1,0
Platinum® Taq Polymerase	0,1
DNA-Template	1,0 – 8,0
ddH_2O	ad 25 µL

3.4 Quantitative *real-time* PCR (qPCR)

Mithilfe der quantitativen *real-time* PCR (qPCR) kann die Menge an spezifischen Nukleinsäuren in Echtzeit detektiert werden. Die Hauptanwendung der qPCR ist die Quantifizierung von mRNA bei der Genexpressionsanalyse. Eine eher speziellere Anwendung der qPCR ist die Bestimmung der Genkopienzahl in einer Zelle (Lehmann & Kreipe 2001). Im Zuge dieser Arbeit wird die Detektion mittels SYBR Green, ein in doppelsträngige DNA interkalierender Fluoreszenzfarbstoff, angewendet. Einmal gebunden, emittiert der Farbstoff ein mehr als 1000-mal stärkeres Fluoreszenzsignal (Emission bei 520 nm; Anregung bei 480 nm) als im ungebundenen Zustand (Houghton & Cockerill III 2006). Somit kann die Menge amplifizierter PCR-Produkte nach jedem Zyklus anhand der Fluoreszenzintensität gemessen werden.

Um nun die relative Zahl der Genkopien bestimmen zu können, werden die diploiden Referenzgene APP (Gen für das *Amyloid-Precursor-Protein*) und DCK (Gen für die *Desoxycytidin-Kinase*) eingesetzt. Der verwendete Reaktionsansatz für die qPCR ist Tabelle 12 zu entnehmen, wobei das *7500 Fast Real-Time PCR System* der Firma *Applied Biosystems* zum Einsatz kommt. Alle Reaktionen werden in Duplikaten gemessen. In einem ersten Schritt wird der Ansatz nun 2 Min. bei 50 °C inkubiert, worauf die Denaturierung der DNA und die Aktivierung der Polymerase (95 °C für 5 Min.) folgen. Es schließen sich 40 Zyklen (95 °C für 15 Sek., 60 °C für 1 Min.) an, in denen die Amplifikation stattfindet. Die Auswertung erfolgt anhand der $2^{\Delta C_T}$-Methode (Livak & Schmittgen 2001). Hierbei gibt der C_T-Wert (engl.: *cycle threshold*) denjenigen Zyklus an, nach dem die Fluoreszenzintensität einen bestimmten Schwellenwert überschritten hat.

Tabelle 12: Ansatz für eine qPCR (25 µL)

Komponente	Volumen [µL]
Platinum® Taq Puffer (10 x)	2,50
dNTP-Mix (10 mM)	0,50
$MgCl_2$ (25 mM)	2,50 bzw. 3,00
Primer-Mix (10 pmol/µL)	1,00
SYBR Green (1:100 in 1 x TE)	2,00
ROX Reference Dye	0,25
Platinum® Taq Polymerase	0,10
DNA-Template (2,5 ng/µL)	2,00
ddH_2O	ad 25 µL

3.5 Klonierung mittels *TOPO® TA Cloning®* - Technologie

Um die Sensitivität von Pyrosequenzierungs-Assays zu untersuchen, wird ein PCR-Fragment des Gens MYD88 eines L265P-mutierten Patienten in einen Vektor kloniert. Hierzu wird das Gen MYD88 zunächst per PCR amplifiziert und anschließend aufgereinigt. Die Klonierung des PCR-Produkts erfolgt mit dem *TOPO® TA Cloning® Kit for Sequencing*, im Zuge dessen eine Topoisomerase I eingesetzt wird, die kovalent an das 3'-Phosphat-Ende des linearisierten Vektors gebunden ist. Dieses Enzym katalysiert die Insertion des PCR-Produkts, welches über einen 3'A-Überhang[2] verfügt, in den Vektor, der einen komplementärem 3'T-Überhang besitzt (siehe Abb. 1).

[2] Die Taq-Polymerase besitzt Terminale-Transferase-Aktivität.

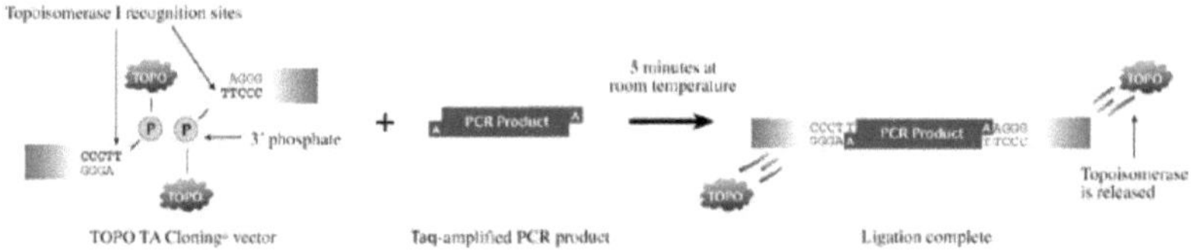

Abbildung 1: Prinzip des TOPO® TA Cloning® (Quelle: Invitrogen)

Der rekombinante Vektor (Vektorkarte siehe Abb. 2) wird dann durch einen Hitzeschock in chemisch kompetente Bakterien eingebracht und amplifiziert. Da der Vektor zusätzlich ein Gen für eine Ampicillin-Resistenz enthält, kann anschließend eine Selektion auf Ampicillin-haltigem Medium durchgeführt werden, auf dem nur diejenigen Bakterien wachsen können, die erfolgreich transformiert wurden (Invitrogen 2014). Aus den so präparierten Bakterien kann abschließend das gewünschte Plasmid isoliert (siehe Punkt 3.6) und sequenziert werden.

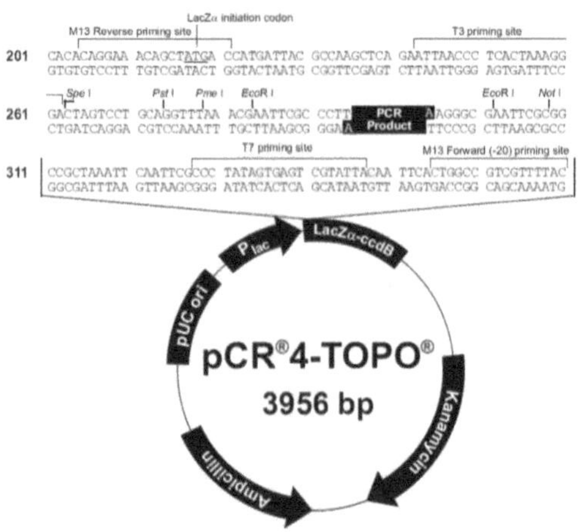

Abbildung 2: pCR®4-TOPO®-Vektor mit Multiple Cloning Site (Quelle: Invitrogen)

Nachdem zunächst ein 82 Bp langes Fragment des Gens MYD88 per PCR amplifiziert wurde (Primer MYD88-F2/-R1), erfolgt die Aufreinigung mit dem *GenUP™ PCR Cleanup Kit*. Hierzu wird das PCR-Produkt mit 500 µL Binding Buffer versetzt und dann auf eine Säule gegeben. Nach Zentrifugation (2 Min.

bei 9 600 x g) wird der Durchfluss verworfen und die aufgereinigte DNA mit 20 µL HPLC-Wasser eluiert (1 Min. bei 4 700 x g). Zur anschließenden Ligation werden 4 µL aufgereinigtes PCR-Produkt mit 1 µL Salt Solution (1,2 M NaCl; 0,06 M $MgCl_2$) und 1 µL pCR®4-TOPO®-Vektor für 30 Min. bei RT inkubiert. 2 µL dieses Ansatzes werden dann vorsichtig zu einem Aliquot aus 50 µL One Shot® DH5α-T1® kompetenten Bakterien (Lagerung bei –80 °C) gegeben und für 30 Min. auf Eis inkubiert. Nach dem anschließenden Hitzeschock für 30 Sek. bei 42 °C und Abkühlen auf Eis werden 250 µL S.O.C. Medium hinzugefügt und für eine Stunde bei 37 °C schüttelnd inkubiert. Danach werden die Zellen in Volumina von 25 µL und 75 µL auf zwei LB-Agarplatten (enthalten 50 µg/mL Ampicillin) ausplattiert und über Nacht bei 37 °C inkubiert. Am folgenden Tag werden 24 klar getrennte Kolonien gepickt, in je 5 mL LB-Medium (enthält 50 µg/mL Ampicillin) überführt und wiederum über Nacht inkubiert. Aus diesen Flüssigkulturen werden dann die Plasmide isoliert (siehe Punkt 3.6).

3.6 Plasmidisolierung

Die Plasmidisolierung erfolgte mit dem *QIAprep® Spin Miniprep Kit* der Firma *Qiagen*. Hierzu werden die Zellen der Übernachtkulturen (siehe Punkt 3.5) zunächst 3 Min. bei 5 000 x g pelletiert und dann in 250 µL P1-Puffer resuspendiert. Nach weiterer Zugabe von 250 µL P2-Puffer wird das Tube 4-mal vorsichtig invertiert und 350 µL N3-Puffer hinzugefügt. Es folgt eine Zentrifugation (10 Min. bei 13 000 x g), bei der genomische DNA, verunreinigende Proteine und Zellbestandteile abgetrennt werden. Der erhaltene Überstand wird im Anschluss auf eine Säule gegeben. Nach erneuter Zentrifugation (1 Min. bei 13 000 x g) wird der Durchfluss verworfen und zur Bindung der DNA 500 µL PB-Puffer auf die Säule pipettiert. Es wird wiederum zentrifugiert (1 Min. bei 13 000 x g) und der Durchfluss verworfen. Ein Waschschritt schließt sich an, bei dem 750 µL PE-Puffer auf die Säule gegeben wird. Danach wird ein weiteres Mal unter denselben Bedingungen zentrifugiert und die DNA durch Zugabe von 50 µL EB-Puffer und Zentrifugation (1 Min. bei 13 000 x g) eluiert. Zuletzt wird die Konzentration an isoliertem und aufgereinigtem Plasmid am *NanoDrop 2000 Spectrophotometer* ermittelt.

3.7 Pyrosequenzierung

Die Pyrosequenzierung ist eine quantitative *„sequence-by-synthesis"*-Technik, mit der die Basenabfolge kurzer DNA-Abschnitte und somit mögliche Mutationen und Einzelnukleotid-Polymorphismen (SNP) detektiert werden können. Grundlage dieser Sequenziermethode ist eine enzymkatalysierte Reaktionskaskade, die nur bei Einbau des richtigen Nukleotids ablaufen kann und nur unter dieser Voraussetzung die Generation eines Lichtsignals zur Folge hat (siehe Abb. 3). Zunächst setzt eine Polymerase bei Inkorporation des entsprechenden Nukleotids Pyrophosphat (PP_i) frei, welches durch die ATP-Sulfurylase und dem Substrat Adenosin-5'-phosphosulfat (APS) zu ATP umgewandelt wird. Letzteres wird dann für die Oxidation von Luciferin durch die Luciferase benötigt, wobei ein Lichtsignal von einer CCD-Kamera detektiert wird. Dieses Lichtsignal ist proportional zu der Anzahl eingebauter Nukleotide. Das Enzym Apyrase baut nach jedem Zyklus überschüssige Nukleotide und ATP-Moleküle ab. Als Resultat wird ein Pyrogram erhalten, anhand dessen die DNA-Sequenz abgelesen werden kann (Harrington et al. 2013).

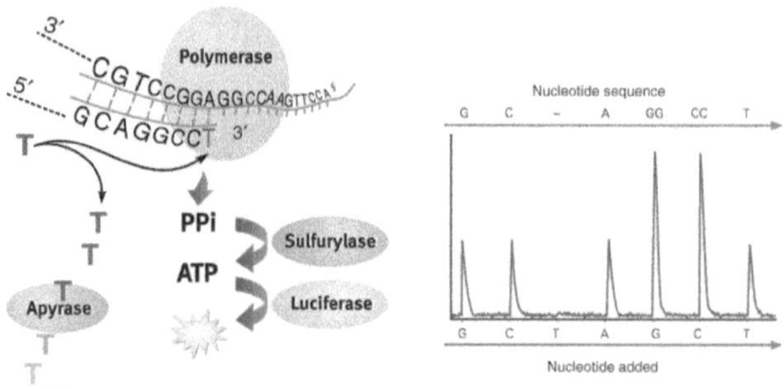

Abbildung 3: Prinzip der Pyrosequenzierung. Links: Bei der Pyrosequenzierung ablaufende Enzymkaskade, rechts: Beispielhaftes Pyrogram. Geändert nach: (Nature, 2005).

Zunächst wird der zu sequenzierende DNA-Abschnitt mittels PCR vervielfältigt, wobei einer der beiden eingesetzten Primer einen *tail* besitzt (bzw. direkt biotinyliert ist). Der PCR-Ansatz enthält außerdem einen universal-biotinylierten Primer, dessen Sequenz komplementär zu der des *tails* ist, sodass das entstehende PCR-Produkt anschließend an Streptavidin Sepharose *beads* gebunden werden kann. Diese Bindung an die *beads* erfolgt durch 5-minütiges Schütteln einer 96-Well Platte, in der jeweils 5 µL PCR-Produkt (bei dem Gen U2AF1 7,5 µL) mit 47 µL Binding Buffer, 25 µL HPLC-H_2O und 3 µL Streptavidin Sepharose *beads* versetzt wurden. Anschließend werden jeweils 11 µL Annealing Buffer und 1 µL des jeweiligen Pyrosequenzierungs-Primers in eine PSQ HS 96 Platte pipettiert. Mithilfe der *Vakuum Prep Workstation (Qiagen)* werden nun die *beads* einschließlich des gebundenen PCR-Produkts angesaugt und mit Ethanol (70 %) für 10 Sek. gespült. Es folgen die anschließende Denaturierung in Einzelstränge durch Inkubation für 20 Sek. in Natronlauge (0,2 M) und ein Waschschritt für 30 Sek. in 1 x Wash Buffer. Nach dieser Aufarbeitung werden die beladenen *beads* durch Abschalten des Vakuums in die vorbereitete Annealing-Lösung überführt und zur Denaturierung der DNA 2 Min. bei 80 °C auf dem Heizblock inkubiert, sodass nach Abkühlen auf RT die Sequenzierungs-Primer binden können. Nach Befüllung der Kartuschen mit den durch das Programm *PyroMark™ MD* berechneten Volumina an Nukleotiden, Enzym- und Substrat-Mix wird der Sequenzierungsvorgang am *PyroMark™ Q96 MD* gestartet. Es werden nun sukzessiv die einzelnen Nukleotide in einer durch den jeweiligen Assay vorgegebenen Reihenfolge eingespritzt, wobei die Basenabfolge während der Synthese des komplementären Stranges detektiert werden kann.

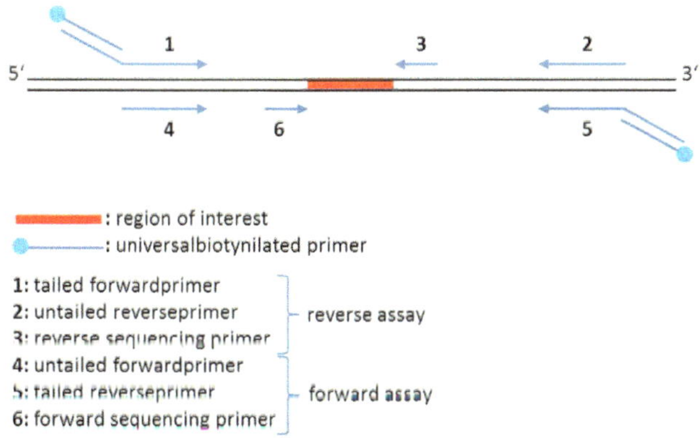

Abbildung 4: Eingesetzte Primerkombination in der Pyro-PCR. Jeder Assay beinhaltet ein Primerpaar für die Pyro-PCR (ein Primer enthält einen *tail*) und einen Sequenzierungsprimer (Quelle: Bartels, unveröffentlicht).

Um die Wahrscheinlichkeit falsch-positiver bzw. falsch-negativer Ergebnisse zu verringern, werden jeweils zwei voneinander unabhängige Sequenzierungsreaktionen (*forward*- und *reverse*-Assay, siehe Abb. 4) durchgeführt. Die Auswertung erfolgt im AQ-Mode.

3.8 Polyacrylamid-Gelelektrophorese (PAGE)

Das Resultat der PCR wird mittels Polyacrylamid-Gelelektrophorese visualisiert. Hierzu wird zunächst ein 8 %iges Polyacrylamid-Gel (enthält 30 mL Polyacrylamid-Gel-Lösung, 375 µL 10 %iges APS und 15 µL TEMED) in Vertikalkammern gegossen. Nach Ablauf der 30-minütigen Polymerisation wird das Gel in die Elektrophoresekammer eingesetzt, welche mit 1 x TBE-Puffer gefüllt ist. Anschließend werden je 4 µL Probe mit ca. 0,5 µL 6 x Loading Dye vermengt und in die Geltaschen aufgetragen. Als Referenz dient der in Abb. 5 dargestellte Größenstandard *pBR322 DNA / BsuRI* (4 µL). Nachdem für ca. 60 Min. eine Spannung von 7 – 10 V/cm Gel angelegt wurde, erfolgt die Färbung der DNA-Fragmente durch 15-minütige Inkubation des Gels in einer Ethidiumbromid-Lösung (0,05 % w/v). Hierbei interkaliert der Fluoreszenzfarbstoff in die doppelsträngige DNA, wobei die Quantenausbeute der Fluoreszenz steigt. Zuletzt wird das Ergebnis der Polyacrylamid-Gelelektrophorese dokumentiert, indem das Gel kurz mit UV-Licht bestrahlt und ein Foto gemacht wird.

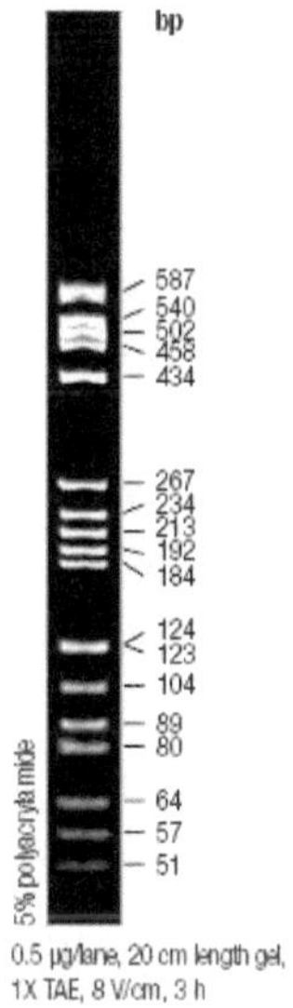

Abbildung 5: Größenstandard *pBR322 / BsuRi* von *Fermentas* (aufgetrennt in einem 5 % PAA-Gel, Spannung 8 V/cm) mit zugehörigen Basenpaaren (Thermo Scientific, 2013).

4 Ergebnisse

4.1 Verdünnungsanalysen des Gens U2AF1

Um Verdünnungsserien des genetischen Markers U2AF1 durchführen zu können, wurden Plasmide verwendet, die auf Vorarbeiten in der Arbeitsgruppe (Masterarbeit Michael Mozer 2013) beruhen. Genutzt wurden zwei Plasmid-Aliquots (wildtyp und S34F), die ein 82 Bp langes Fragment um Codon S34 enthalten und zwei weitere Plasmid-Aliquots (wildtyp und Q157P), die ein 119 Bp langes Fragment um Codon Q157 enthalten. Zunächst wurden diese Plasmide der Pyrosequenzierung unterworfen, um den Mutationsstatus zu überprüfen und eine Grundlage für die weiteren Experimente zu schaffen. Die Pyrograme sind in Abb. 6 dargestellt, wobei die durch die Mutation verursachten Änderungen gekennzeichnet sind. Dargestellt ist – wie in den weiteren Experimenten dieses Gens auch – nur der Reverse-Assay.

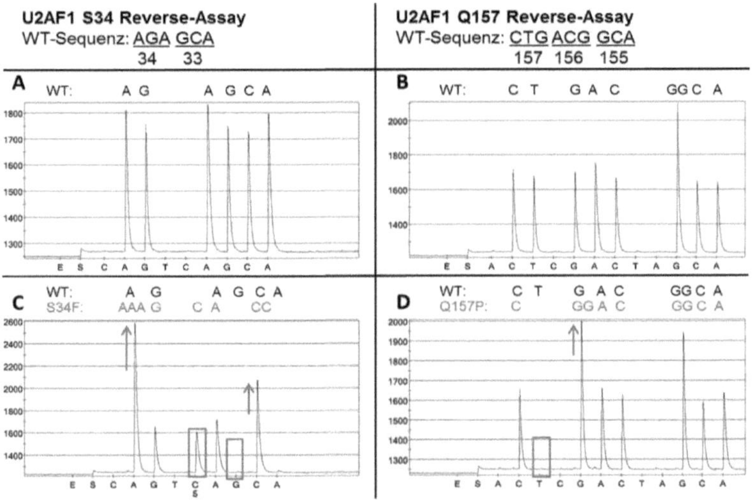

Abbildung 6: Pyrograme der Sequenzierung der Plasmide von Codon S34 (A und C) und Q157 (B und D) des Gens U2AF1. In A und B sind die Wildtyp-Plasmide und in C und D die mutierten Plasmide zu sehen. Gezeigt ist jeweils nur der Reverse-Assay, wobei die Wildtyp-Sequenz (WT) bzw. die Sequenz des mutierten Gens (S34F bzw. Q157P) über den Pyrogramen gezeigt ist. Rote Boxen und Pfeile symbolisieren die durch die Mutation verursachten Änderungen im Pyrogram. Unter dem Pyrogram ist die durch den Assay vorgegebene Reihenfolge der eingespritzten Nukleotide zu sehen.

Im Folgenden sollten nun verschiedene Anteile an mutiertem Plasmid in einem nicht-mutierten DNA-Hintergrund, der aus Lymphknoten isoliert wurde, vermessen werden. Diese als Hintergrund verwendete FFPE-DNA wurde zunächst auf Mutationen in Codon S34 und Q157 untersucht, um sicher zu gehen, dass sie wildtyp ist. Zur Normierung, wie die Pyrograme definierter Anteile an mutierten Allelen aussehen, wurden vorab Plasmidmischungen sowohl von Codon S34 als auch von Codon Q157 hergestellt und sequenziert (Einsatz: insgesamt 20 fg Plasmid). In Abb. 7 sind beispielhaft die Pyrograme von 22,5 % und 11,2 % mutierten Allelen von beiden Codons zu sehen. Gut zu erkennen ist bei Codon S34 die abnehmende Peakhöhe des im Vergleich zum Wildtyp-Pyrogram zusätzlich auftretenden C-Peaks (siehe rote Box, Abb. 7A und C). Bei Codon Q157 wird die Differenz der gekennzeichneten Peaks mit abnehmendem Anteil mutierter Allele kleiner (siehe rote Linie, Abb. 7B und D).

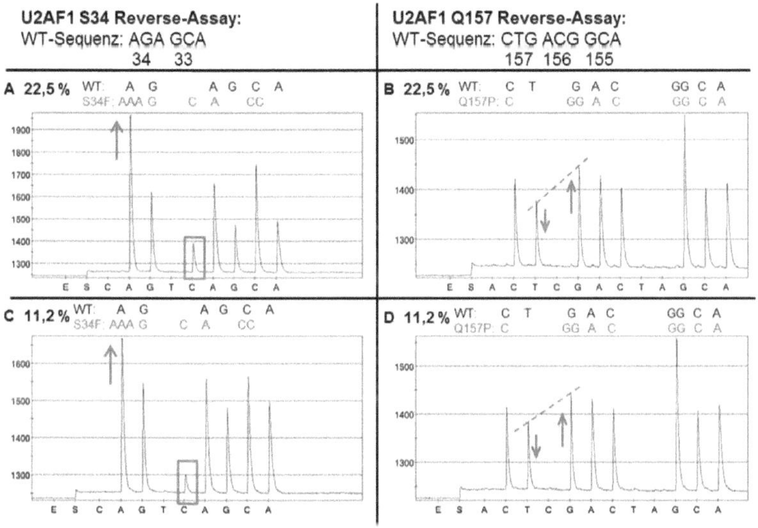

Abbildung 7. U2AF1 - Plasmidmischungen. Beispielhafte Pyrograme der Mischung von S34F- bzw. Q157P-mutiertem Plasmid und Wildtyp-Plasmid. Codon S34 ist in A und C und Codon Q157 in B und D zu sehen. Gezeigt ist nur der Reverse-Assay, wobei die durch die S34F- bzw. Q157P-Mutation verursachten Änderungen durch rote Boxen, Linien und Pfeile kenntlich gemacht wurden. Angegeben ist jeweils der Anteil an mutierten Allelen in %.

Um nun genau definierte Anteile an mutierten Allelen einsetzen zu können, wurde folgende Rechnung durchgeführt: Ein DNA-Basenpaar (Bp) wiegt

$1{,}079 \cdot 10^{-21}$ g; das humane Genom enthält $3{,}3 \cdot 10^{9}$ Bp (Integrated DNA Technologies, 2005). Somit wiegt ein haploides Genom $3{,}56 \cdot 10^{-12}$ g, welches das Gen einmal beinhaltet. Die eingesetzten Plasmide sind 4038 Bp (Codon S34) bzw. 4075 Bp (Codon Q157) groß, was einem gemittelten Gewicht von $4{,}377 \cdot 10^{-18}$ g entspricht. Als Folge dessen muss also 813 342-mal mehr DNA als Plasmid eingesetzt werden um gleiche Genkopienzahlen zu erhalten. Beispielsweise wurden bei der ersten Mischung 10 fg mutiertes Plasmid (~ 2285 Genkopien) und 10 ng nicht-mutierte Hintergrund-DNA (~ 2809 Genkopien) eingesetzt, was insgesamt einem Anteil von 44,9 % mutierten Allelen entspricht. Die eingesetzten Plasmide sind also um einen Faktor von 1 Mio. mal leichter als die Hintergrund-DNA. Ebenso wurde verfahren, um die anderen Verdünnungsstufen zu berechnen.

In Abb. 8 (Codon S34) ist klar zu erkennen, wie die Peakhöhe des durch die Mutation zusätzlich auftretenden C-Peaks bei sinkendem Anteil an mutierten Allelen abnimmt. Zu bemerken ist, dass selbst bei 2,8 % mutierten Allelen noch ein Peak detektierbar ist. Im Gegensatz zu Codon S34 tritt bei einer Mutation in Codon Q157 kein zusätzlicher Peak auf, sondern es werden vorhandene Peaks in ihrer Höhe verändert (siehe Abb. 9). Dadurch stellt es sich hier als deutlich schwieriger heraus, geringe Anteile an mutierten Allelen klar zu identifizieren. Somit liegt die untere Grenze an mutierten Allelen, die noch eindeutig detektiert werden können, bei Codon Q157 bei 11,2 % mutierten Allelen (siehe Abb. 9).

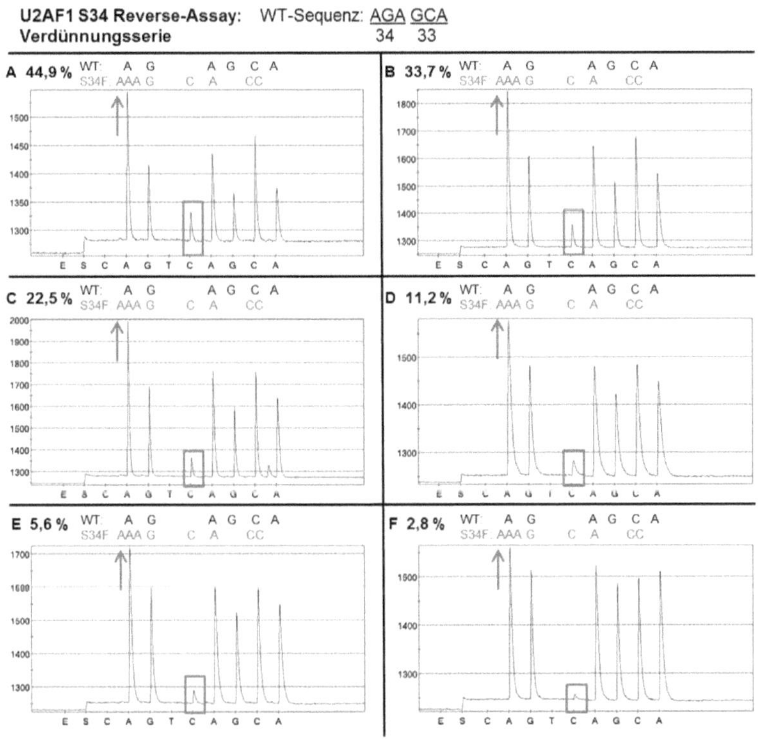

Abbildung 8: **Codon S34 - Reverse-Assay**: Verdünnung von S34F-mutiertem Plasmid in nicht-mutierter Hintergrund-DNA. Gezeigt ist nur der Reverse-Assay, wobei die durch die S34F-Mutation verursachten Änderungen durch rote Boxen und Pfeile kenntlich gemacht wurden. Angegeben ist jeweils der Anteil an mutierten Allelen in %. In 8F können bei einem Anteil mutierter Allele von 2,8 % die durch die Mutation hervorgerufenen Änderungen im Pyrogram noch wahrgenommen werden.

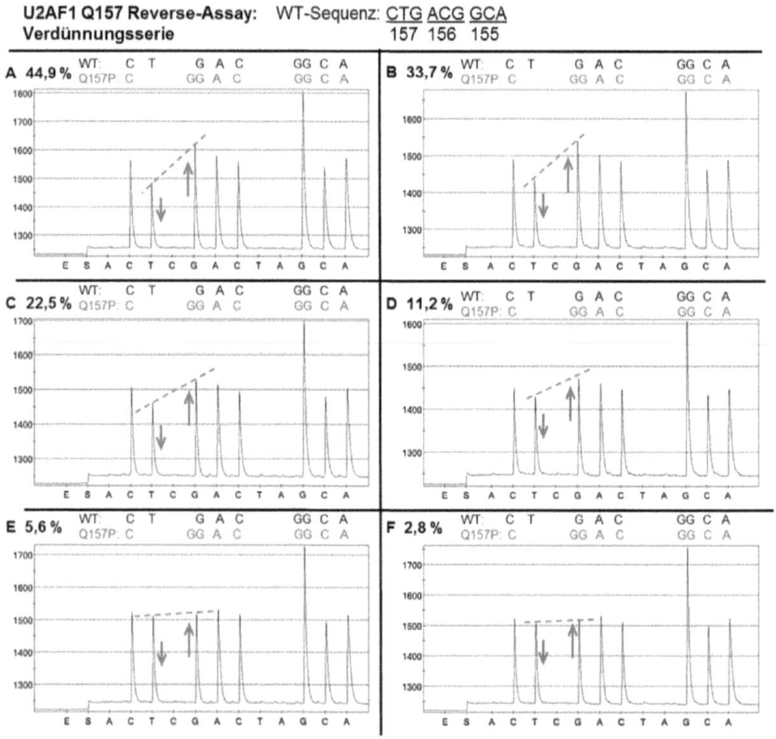

Abbildung 9: **Codon Q157 - Reverse-Assay**: Verdünnung von Q157P-mutiertem Plasmid in nicht-mutierter Hintergrund-DNA. Gezeigt ist nur der Reverse-Assay, wobei die durch die Q157P-Mutation verursachten Änderungen durch rote Linien und Pfeile kenntlich gemacht wurden. Angegeben ist jeweils der Anteil an mutierten Allelen in %. In 9D können bei einem Anteil mutierter Allele von 11,2 % die durch die Mutation hervorgerufenen Änderungen im Pyrogram noch wahrgenommen werden. In 9E und 9F (5,6 % bzw. 2,8 % mutierte Allele) sind die Änderungen zu gering, um eindeutig detektiert werden zu können.

In einem weiteren Experiment wurde S34F-mutierte FFPE-DNA eines Patienten mit nicht-mutierter Hintergrund-DNA verdünnt und auch hier das LOD bestimmt. Hierzu musste zunächst bestimmt werden, wie groß der Anteil an mutierten Allelen in der Patienten-DNA ist. Diesbezüglich wurde das Verhältnis der Peakhöhen des zusätzlich auftretenden C-Peaks (Position 5) zu dem G-Peak an Position 3 bestimmt. Dieses Verhältnis wurde dann sowohl für die Werte aus dem Experiment aus Abb. 8 als auch für die S34F-mutierte Patienten-DNA berechnet und verglichen: Das C/G-Verhältnis der Patienten-DNA beträgt 0,24. Dieser Wert stimmt am besten mit den Quotienten für 33,7 % (0,27) und 22,5 %

(0,21) mutierte Allele überein, sodass im Folgenden davon ausgegangen wird, dass die Patienten-DNA in etwa 25 % mutierte Allele enthält.

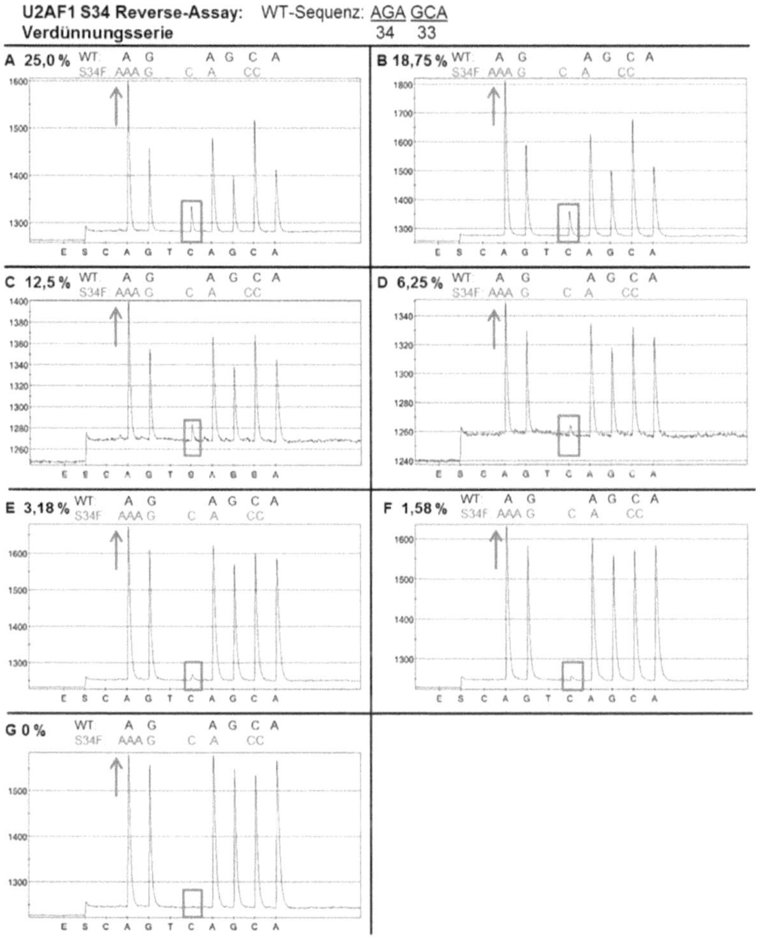

Abbildung 10: **Codon S34 - Reverse-Assay**: Verdünnung von S34F-mutierter FFPE-DNA in nicht-mutierter Hintergrund-DNA. Gezeigt ist nur der Reverse-Assay, wobei die durch die S34F-Mutation verursachten Änderungen durch rote Boxen und Pfeile kenntlich gemacht wurden. Angegeben ist jeweils der Anteil an mutierten Allelen in %. In 10F können bei einem Anteil mutierter Allele von 1,58 % die durch die Mutation hervorgerufenen Änderungen im Pyrogram noch wahrgenommen werden.

In Abb. 10 ist erkennbar, dass in diesem Experiment sogar 1,58 % mutierte Allele noch nachweisbar sind, da hier der zusätzlich auftretende C-Peak an Position 5 noch wahrgenommen werden kann (siehe Abb. 10F).

Dieses Experiment wurde für Codon Q157 nach dem gleichen Vorgehen wiederholt (siehe Abb. 11). Um den Anteil an mutierten Allelen in der Patienten-DNA zu bestimmen, wurde hier für das Experiment aus Abbildung 9 das Verhältnis des G-Peaks an Position 5 zu dem T-Peak an Position 3 bestimmt und mit den Werten des Pyrograms der reinen Patienten-DNA verglichen. Dieser Wert beträgt 1,61 für 44,9 % mutierte Allele, wohingegen in der Patienten-DNA ein Wert von 1,94 erhalten wurde (niedrigere Anteile an mutierten Allelen weichen stärker ab). Aufgrund der relativ starken Abweichung wurde zusätzlich das Verhältnis des C-Peaks (Position 6) zu dem A-Peak (Position 7) des Forward-Assays ermittelt und verglichen. Hierbei ähnelte der Wert der Patienten-DNA (1,40) am stärksten dem Wert von 33,7 % (1,55) bzw. 22,5 % (1,33) mutierten Allelen. Insgesamt wurde für die weiteren Berechnungen ein Anteil von etwa 40 % Q157P-mutierten Allelen in der Patienten-DNA angenommen. In diesem Experiment wurde – im Vergleich zu Codon S34 – ein höheres LOD von 6,25 % erhalten, was konsistent ist mit den Ergebnissen der Experimente, in denen mutiertes Plasmid vor einem nicht-mutierten DNA-Hintergrund vermessen wurde. Wie schon erwähnt, treten in den Pyrogramen von Codon Q157 im Gegensatz zu Codon S34 keine zusätzlichen Peaks auf, sondern vorhandene Peaks werden in ihrer Höhe verändert, was die Mutationsdetektion erschwert.

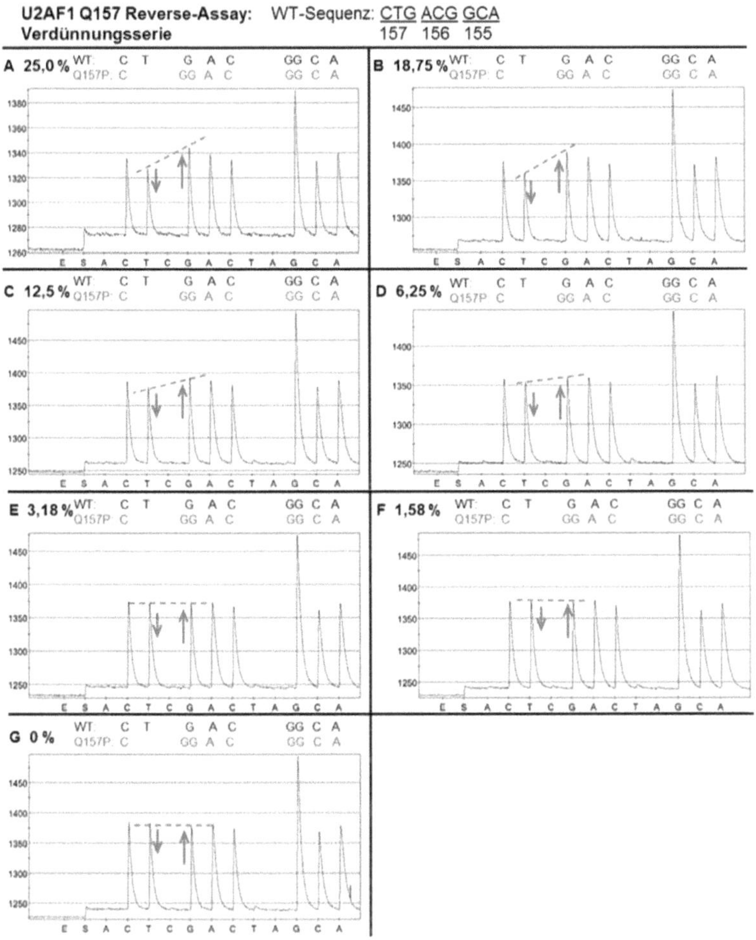

Abbildung 11: **Codon Q157 – Reverse-Assay**: Verdünnung von Q157P-mutierter FFPE-DNA in nicht-mutierter Hintergrund-DNA. Gezeigt ist nur der Reverse-Assay, wobei die durch die Q157P-Mutation verursachten Änderungen durch rote Linien und Pfeile kenntlich gemacht wurden. Angegeben ist jeweils der Anteil an mutierten Allelen in %. In 11D können bei einem Anteil mutierter Allele von 6,25 % die durch die Mutation hervorgerufenen Änderungen im Pyrogram noch wahrgenommen werden.

Für das Gen U2AF1 konnten keine Diagramme, in denen die erwartete gegen die gemessene Mutationsfrequenz aufgetragen wurde, erstellt werden, da im AQ-Mode bei diesen Assays keine sinnvollen Werte erhalten werden.

4.2 Verdünnungsanalysen des Gens MYD88

Um Verdünnungsserien des genetischen Markers MYD88 durchführen zu können, wurde das 82 Bp lange Gen zunächst kloniert und aus den Bakterien isoliert. Die erhaltenen Plasmide wurden mittels Pyrosequenzierung auf die MYD88-L265P-Mutation untersucht und zwei Ansätze – einmal wildtyp und einmal L265P-mutiert – weiterverwendet (siehe Abb. 12). In den Pyrogramen tritt durch die L265P-Mutation als erster Peak ein C- anstatt eines T-Peaks auf (vgl. Abb. 12B, rote Box). Dargestellt ist – wie in allen Pyrogramen des Gens MYD88 – nur der Forward-Assay.

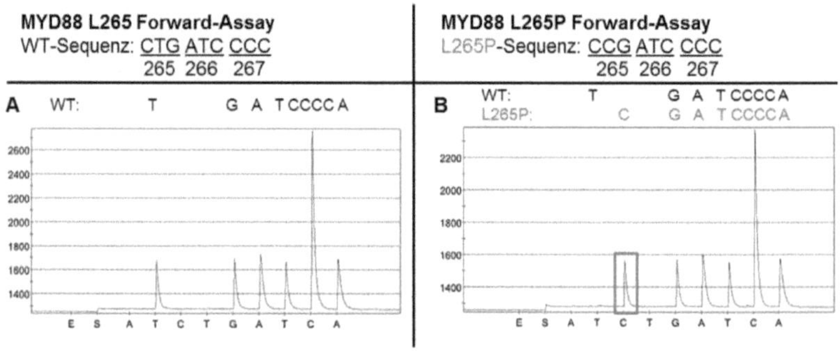

Abbildung 12: Pyrograme der Sequenzierung der Klone des Gens MYD88. A zeigt das Wildtyp-Plasmid und B das L265P-mutierte Plasmid. Gezeigt ist nur der Forward-Assay, wobei die durch die L265P-Mutation verursachten Änderungen durch eine rote Box kenntlich gemacht wurden.

Wie auch schon bei dem Gen U2AF1 wurde als Normalisierung zunächst eine Verdünnungsserie der reinen Plasmide sequenziert (Einsatz: insgesamt 20 fg Plasmid). Hierzu sind in Abb. 13 beispielhaft die Ansätze mit 33,7 % bzw. 11,2 % mutierten Allelen abgebildet. Gut erkennbar ist, wie mit abnehmendem Anteil mutierter Allele der durch die Mutation zusätzlich auftretende C-Peak an Position 3 kleiner wird.

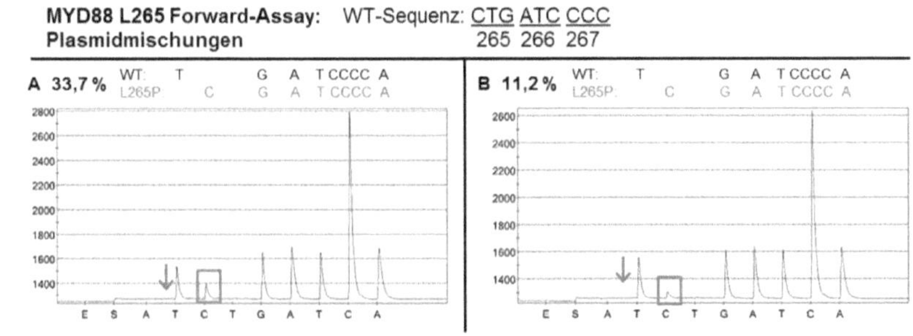

Abbildung 13: **MYD88 – Plasmidmischungen:** Beispielhafte Pyrograme der Mischung von L265P-mutiertem Plasmid und L265-wildtyp Plasmid. Gezeigt ist nur der Forward-Assay, wobei die durch die L265P-Mutation verursachten Änderungen durch rote Boxen und Pfeile kenntlich gemacht wurden. Angegeben ist jeweils der Anteil an mutierten Allelen in %.

Im Folgenden wurde dann eine Verdünnungsserie vermessen, bei der verschiedene Anteile an L265P-mutiertem Plasmid mit aus Lymphknoten isolierter DNA verdünnt wurden (siehe Abb. 14). Diese Hintergrund-DNA wurde ebenfalls auf die L265P-Mutation hin untersucht und als wildtyp bestätigt. Um genau definierte Anteile an mutierten Allelen einsetzen zu können, wurde hier dieselbe Rechnung wie für das Gen U2AF1 (siehe Punkt 4.1) angewendet. Das eingesetzte Plasmid hat dabei eine Größe von 4038 Bp und wiegt $4{,}357 \cdot 10^{-18}$ g.

MYD88 L265 Forward-Assay: WT-Sequenz: CTG ATC CCC
Verdünnungsserie 265 266 267

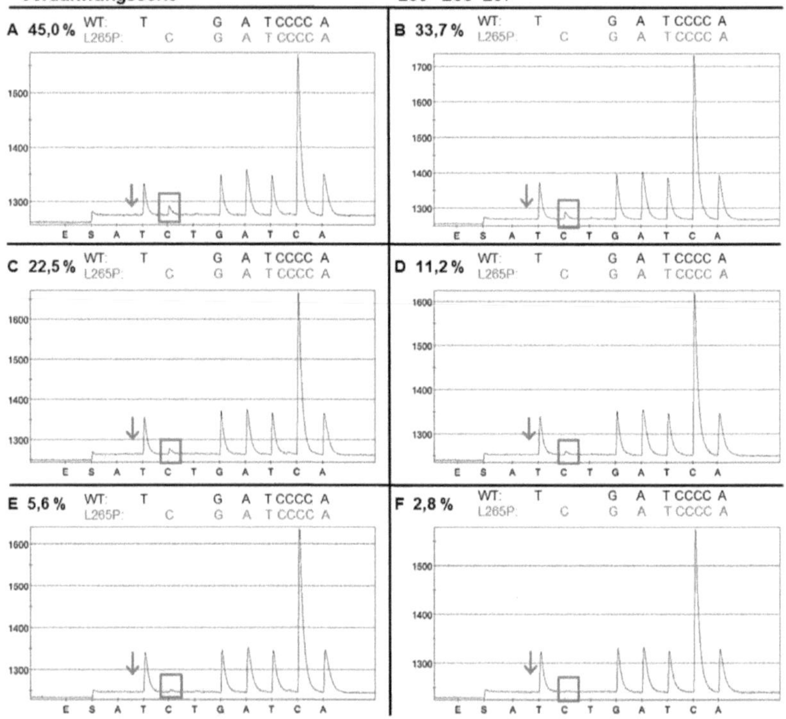

Abbildung 14: **MYD88 – Forward-Assay:** Verdünnung von L265P-mutiertem Plasmid in nicht-mutierter Hintergrund-DNA. Gezeigt ist nur der Forward-Assay, wobei die durch die L265P-Mutation verursachten Änderungen durch rote Boxen und Pfeile kenntlich gemacht wurden. Angegeben ist jeweils der Anteil an mutierten Allelen in %. In 14D können bei einem Anteil mutierter Allele von 11,2 % die durch die Mutation hervorgerufenen Änderungen im Pyrogram noch wahrgenommen werden. In 14E und 14F (5,6 % bzw. 2,8 % mutierte Allele) sind die Peaks zu klein, um eindeutig detektiert werden zu können.

In Abb. 14 ist wiederum ersichtlich, dass der C-Peak (rote Box) mit abnehmendem Anteil an mutierten Allelen kleiner wird. Deutlich identifizierbar sind diese C-Peaks nur ab einem Anteil mutierter Allele von 11,2 %. 5,6 % und 2,8 % mutierte Allele sind somit nicht mehr klar detektierbar, wobei der C-Peak bei 5,6 % mutierten Allelen (Abb. 14E) noch ganz leicht erkennbar ist. Vergleicht man für diesen Assay nun den eingesetzten mit dem gemessenen Anteil mutierter Allele (vgl. Abb. 15), so wird ersichtlich, dass die gemessenen Mutationsfrequenzen deutlich unter den eingesetzten Mutationsfrequenzen liegen (Diskussion: siehe Punkt 5.2).

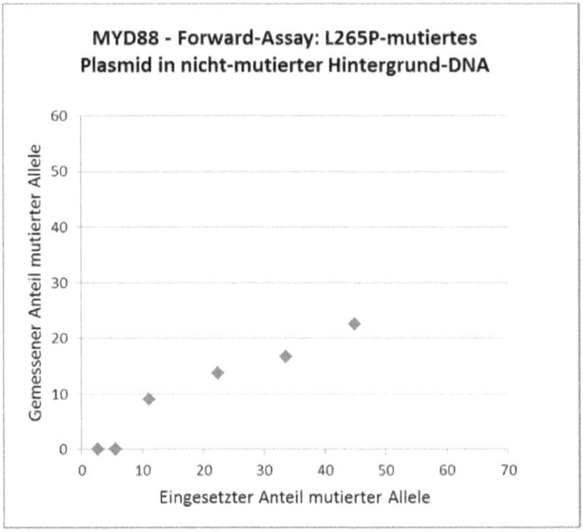

Abbildung 15: MYD88 L265P – Forward-Assay: Auftragung des eingesetzten Anteils mutierter Allele gegen den gemessenen Anteil mutierter Allele laut AQ-Wert. Jeder Messwert wurde durch einmalige Messung erhalten. Klar erkenntlich ist, dass die gemessenen (y-Achse) unter den erwarteten Mutationsfrequenzen (x-Achse) liegen.

4.3 Verdünnungsanalysen des Gens Jak2

Die Verdünnungsserie des genetischen Markers Jak2 wurde mit Zelllinien-DNA durchgeführt. Hierzu wurde DNA der homozygot V617F-mutierten Zelllinie HEL *(human erythroblast leukemia cell line)* mit Jak2-wildtyp-DNA der Zelllinie HL-60 *(human promyelocytic leukemia)* gemischt. Die Pyrograme der reinen Zelllinien sind in Abb. 16 dargestellt, wobei hier nur der Reverse-Assay abgebildet ist.

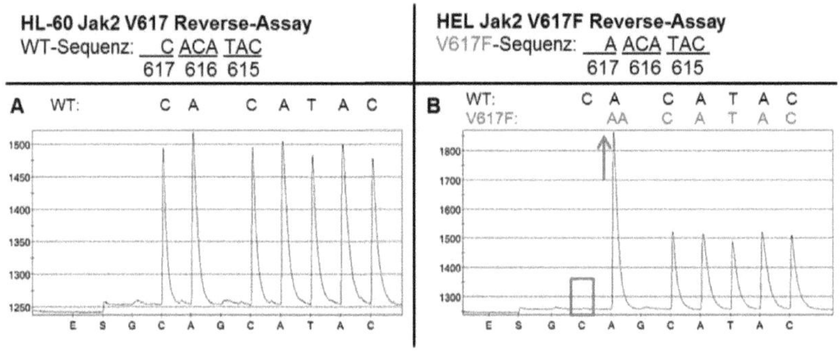

Abbildung 16: Pyrograme der Sequenzierung des Gens Jak2 (Codon V617) in den Zelllinien HL-60 (links, Jak2-V617-wildtyp) und HEL (rechts, Jak2-V617F). Gezeigt ist nur der Reverse-Assay, wobei die durch die V617F-Mutation verursachten Änderungen durch eine rote Box kenntlich gemacht wurden.

Vorab wurde die Anzahl der Jak2-Genkopien in der Zelllinie HEL im Vergleich zu HL-60 mittels qPCR bestimmt (Primer Jak2-F/-R2), da in Tumorzellen oftmals chromosomale Abnormalitäten auftreten. Als Vergleich dienten die als diploid für das Gen Jak2 angenommenen Mammakarzinom-Zelllinien HS 578T, MDA-MB 134, IPH 926 und MFM 223. Zur Normalisierung wurden die Gene APP und DCK eingesetzt. Die erhaltenen C_T-Werte sind Tabelle 13 zu entnehmen. Für die Auswertung wurde die Differenz der C_T-Werte von Jak2 und APP bzw. DCK berechnet und anschließend dieser Wert für die Referenzzelllinien einschließlich HL-60 gemittelt (in Tab. 13 mit * markiert). Von diesem gemittelten Ergebnis wurde dann die Differenz zu dem Wert für HEL berechnet, wobei für APP 2,39 und für DCK 2,15 erhalten wurden. Da im Idealfall die Menge an synthetisierter DNA bei jedem Zyklus verdoppelt wird, liegen somit $2^{2,39} = 5,24$ (APP) bzw. $2^{2,15} = 4,44$ (DCK) mal so viele Genkopien von Jak2 in der Zelllinie HEL wie in HL-60 vor. Bei gleicher DNA-Menge sind in der DNA von HEL also ~ 5-mal so viele Genkopien von Jak2 wie in der DNA von HL-60 enthalten (10 Kopien in HEL entsprechen 2 Kopien in HL60). In vorherigen Studien wurden Jak2-Genkopienzahlen in HEL von 3 (Quentmeier et al. 2006), 12 (Minnucci et al. 2012) oder 18 (Denys et al. 2010) erhalten (Diskussion: siehe Punkt 5.3).

Tabelle 13: C_T-Werte der qPCR zur Bestimmung der Genkopien in HEL. Angegeben sind jeweils die Mittelwerte aus den Duplikaten. Im unteren Panel wurde der Mittelwert der C_T-Werte der vier Mammakarzinom-Zelllinien einschließlich HL-60 gebildet (mit * markiert). In den Spalten 5 und 6 wurde die Differenz der angegebenen C_T-Werte berechnet und in der letzten Zeile wurde die Differenz des ΔC_T-Wertes von HEL und dem Mittelwert ermittelt (rot hervorgehoben).

Zelllinie	C_T APP	C_T DCK	C_T Jak2	ΔC_T(Jak2-APP)	ΔC_T(Jak2-DCK)
HEL	22,05	26,33	20,42	-1,63	-5,91
HL-60*	22,82	28,21	23,12	0,30	-5,09
HS 578T*	23,70	27,00	23,52	-0,18	-3,48
MDA-MB 134*	22,32	26,03	22,51	0,19	-3,52
IPH 926*	20,34	25,49	21,80	1,46	-3,69
MFM223*	21,09	26,11	23,10	2,01	-3,01
Zelllinie	**C_T APP**	**C_T DCK**	**C_T Jak2**	**ΔC_T(Jak2-APP)**	**ΔC_T(Jak2-DCK)**
HEL	22,05	26,33	20,42	-1,63	-5,91
Mittelwert (Zelllinien mit *)	22,05	26,57	22,81	0,76	-3,76
				Δ = 2,39	Δ = 2,15

Als nächstes wurde eine Verdünnungsserie von mutierter HEL-DNA in wildtyp HL-60-DNA vermessen, bei der u. a. das Mischungsverhältnis 1:6 eingesetzt wurde. In dieser Kombination sollte den Ergebnissen der qPCR folgend ein Anteil an V617F-mutierten Allelen von 50 % erreicht werden, da 5-mal so viele Jak2-Genkopien in HEL-DNA wie in HL-60-DNA enthalten sein sollten. Diese Hypothese wurde bestätigt, da der durch die Mutation erhöhte A-Peak an Position 3 ungefähr dreimal so groß ist wie der erniedrigte C-Peak an Position 2 (siehe Abb. 17).

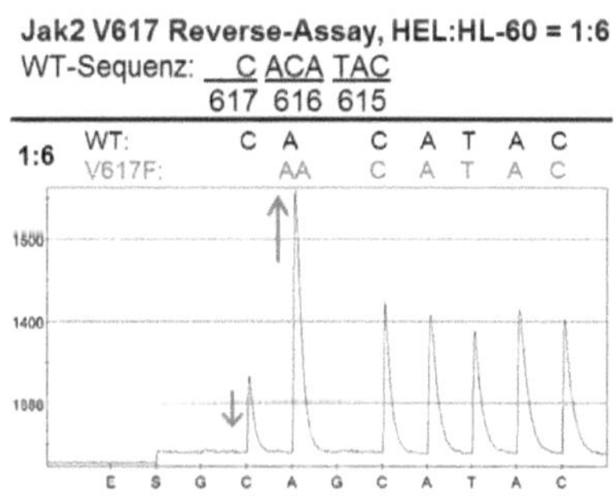

Abbildung 17: **Jak2 V617 – Zelllinienmischung** HEL: HL-60 = 1:6 (sollte einem Anteil von 50 % V617F-mutierten Allelen entsprechen). Gezeigt ist nur der Reverse-Assay, wobei die durch die V617F-Mutation verursachten Änderungen durch rote Pfeile kenntlich gemacht wurden.

Für eine weitere Verdünnungsserie wurde diese 1:6-Mischung, von der ausgegangen wird, dass sie 50 % mutierte Allele enthält, weiter mit HL-60-DNA verdünnt, sodass niedrigere Anteile mutierter Allele gemessen werden können (siehe Abb. 18). Hier eine Aussage zum LOD zu machen, erweist sich als deutlich problematischer als bei den anderen genetischen Markern. Ein Grund hierfür ist, dass durch die V617F-Mutation – genau wie bei U2AF1 Codon Q157 – keine zusätzlichen Peaks im Pyrogram generiert werden, sondern nur vorhandene Peaks in ihrer Höhe verändert werden. Zusätzlich ergibt sich hier das Problem, dass auch schon im Pyrogram der unmutierten HL-60-DNA (vgl. Abb. 16A) der A-Peak an Position 3 natürlicherweise etwas höher als der benachbarte C-Peak ist. Dies liegt daran, dass statt Desoxyadenosintriphosphat (dATP) Desoxyadenosin-α-thiotriphosphat (dATPαS) eingesetzt wird, da dATP das Substrat der Luciferase ist. Somit kann hier erst ab einem Anteil von 6,25 % mutierten Allelen die Mutation mit ausreichender Sicherheit detektiert werden, da hier die Differenz der Peakhöhen des C- und des A-Peaks groß genug ist (siehe Abb. 18D).

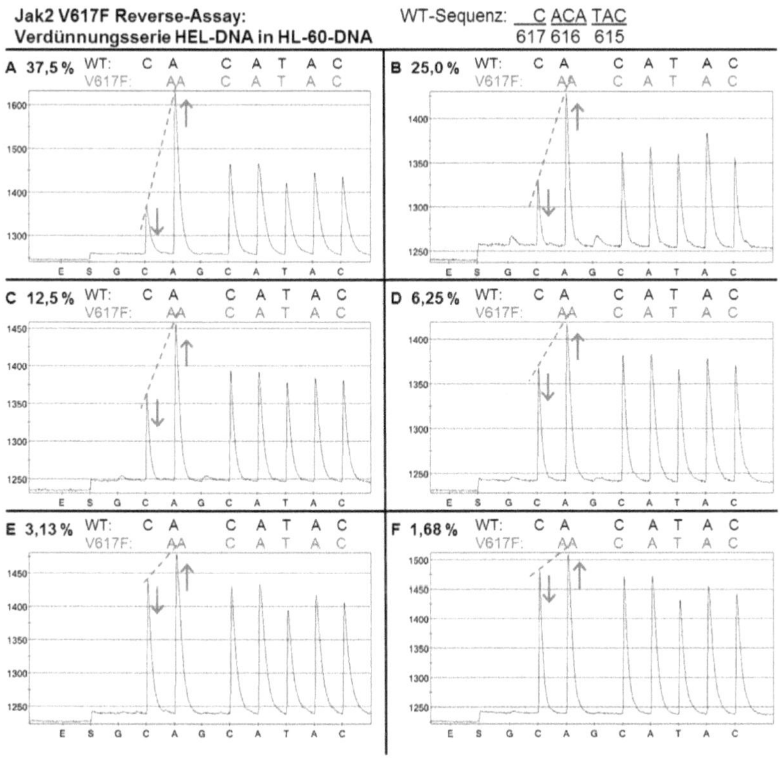

Abbildung 18: **Jak2 V617F – Reverse-Assay**: Verdünnung von V617F-mutierter HEL-DNA in unmutierter HL-60-DNA. Gezeigt ist nur der Reverse-Assay, wobei die durch die V617F-Mutation verursachten Änderungen durch rote Linien und Pfeile kenntlich gemacht wurden. Angegeben ist jeweils der Anteil an mutierten Allelen in %. In 18D können bei einem Anteil mutierter Allele von 6,25 % die durch die Mutation hervorgerufenen Änderungen im Pyrogram noch wahrgenommen werden. In 18E und 18F (3,13 % bzw. 1,68 % mutierte Allele) sind die Änderungen zu gering, um eindeutig detektiert werden zu können.

Als letztes wurde noch überprüft, ob die erwarteten Mutationsfrequenzen (vgl. Abb. 18) mit den gemessenen Mutationsfrequenzen laut AQ-Wert, der durch die *PyroMark™ MD Software* ermittelt wurde, übereinstimmen. Die Ergebnisse sind Tabelle 14 zu entnehmen.

Tabelle 14: Vergleich der erwarteten Mutationsfrequenzen mit den durch die PyroMark™ MD Software im AQ-Mode erhaltenen Mutationsfrequenzen (in Spalte 2 für den Forward-Assay und in Spalte 3 für den Reverse-Assay).

Erwartete Mutations-frequenz [%]	Mutationsfrequenz lt. AQ-Mode [%] – Forward	Mutationsfrequenz lt. AQ-Mode [%] – Reverse
37,5	46,6	48,1
25,0	35,2	33,0
12,5	17,0	21,8
6,25	6,4	8,8
3,13	0,0	1,8
1,68	0,0	0,0

Eine Auftragung der erwarteten Mutationsfrequenz gegen die gemessene Mutationsfrequenz (vgl. Abb. 19) zeigt eine relativ gute Übereinstimmung dieser beiden Parameter, da annähernd eine lineare Winkelhalbierende erhalten wird.

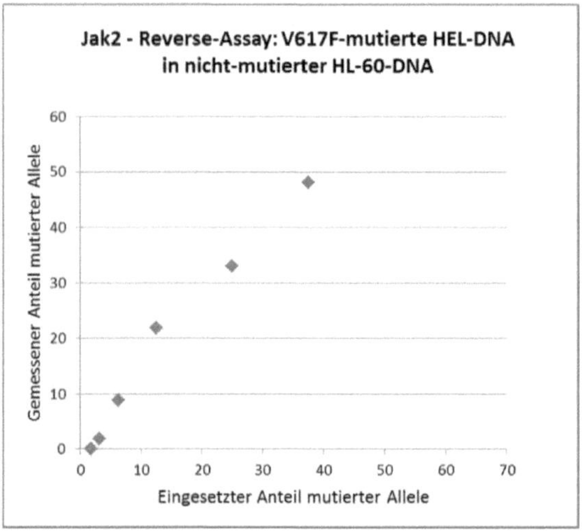

Abbildung 19: Jak2 V617F – Reverse-Assay: Auftragung des eingesetzten Anteils mutierter Allele gegen den gemessenen Anteil mutierter Allele laut AQ-Wert. Jeder Messwert wurde durch einmalige Messung erhalten. Zu bemerken ist, dass die gemessenen Mutationsfrequenzen (y-Achse) relativ gut mit den erwarteten Mutationsfrequenzen (x-Achse) übereinstimmen.

5 Diskussion

5.1 U2AF1: Analytische Sensitivität von Codon S34 im Vergleich zu Codon Q157

Zu dem genetischen Marker U2AF1 wurden zwei Verdünnungsanalysen durchgeführt: Zunächst wurde mutiertes Plasmid vor einem Wildtyp-DNA-Hintergrund aus Lymphknoten analysiert und als zweites Experiment wurde mutierte FFPE-DNA vor demselben Hintergrund analysiert. Schon hier wurde die Hypothese bestätigt, dass Plasmide als bessere Templates in der PCR als Patienten-DNA angesehen werden können, da das Hintergrundsignal im zweiten Experiment höher ist und die Peakhöhen geringer sind (vgl. z. B. Abb. 9 und 11). Um diese Begebenheit zu berücksichtigen und ein realitätsnahes Hintergrundrauschen zu simulieren, wurde diese DNA-Matrix aus Lymphknoten zum Verdünnen eingesetzt. In verschiedenen vorherigen Studien wurden dagegen Verdünnungsreihen aus reinen Plasmidmischungen ohne Hintergrund vermessen (Jiang et al. 2012; Arita et al. 2014).

In dem Experiment, in dem mutiertes Plasmid vor einem nicht-mutierten DNA-Hintergrund vermessen wurde, konnten analytische Sensitivitäten von 2,8 % (Codon S34) und 11,2 % (Codon Q157) nachgewiesen werden. Wurde mutierte FFPE-DNA in nicht-mutierter Hintergrund-DNA verdünnt, so wurden LODs von 1,58 % (Codon S34) und 6,25 % (Codon Q157) erhalten. Diese leicht erhöhte Sensitivität im zweiten Experiment muss kritisch betrachtet werden, da die Anteile an mutierten Allelen in der FFPE-Patienten-DNA über Extrapolationen erhalten wurden und nicht exakt bekannt ist, wie hoch der Anteil an mutierten Allelen in den Patienten-Proben wirklich ist. Dennoch liegt die erzielte analytische Sensitivität – besonders für Codon S34 – deutlich erkennbar unter dem in der Literatur allgemein anerkannten LOD für die Pyrosequenzierung von 5 %. Auch muss die Tatsache berücksichtigt werden, dass die erhaltenen LODs – besonders bei Codon Q157 – subjektiv bestimmt worden sind, da sie visuell ausgewertet worden sind und somit einer gewissen Varianz unterliegen. In diesen Verdünnungsanalysen wurden die Pyrograme mit dem Wissen, dass *tatsächlich* mutierte Allele vorhanden sein müssen, ausgewertet, sodass die Neigung, kleine Veränderungen zu detektieren, größer war. In der Realität ist jedoch unklar, ob eine Mutation vorliegt, sodass kleine Differenzen in den Peakhöhen nicht sofort unbedenklich als Mutation angesehen werden können.

Auch ist deutlich erkennbar, dass die erhaltenen Sensitivitäten für Codon S34 in beiden Experimenten mehr als die Hälfte unter dem Wert für Codon Q157 liegen. Eine mögliche Ursache für diese Beobachtung ist, dass durch die S34F-Mutation zusätzliche Peaks im Pyrogram generiert werden (vgl. C-Peak an Position 5 in Abb. 6C), wohingegen durch die Q157P-Mutation nur vorhandene Peaks in ihrer Höhe verändert werden bzw. verschwinden (Abb. 6B und D). Das Auftreten zusätzlicher Peaks ist wesentlich leichter detektierbar als kleine Änderungen in den Peakhöhen, zumal kleine Differenzen in den Peakhöhen durch einen „naturgemäßen" technischen Hintergrund von Messgeräten auftreten. Diese sequenzabhängige analytische Sensitivität wurde auch schon in vorherigen Studien beobachtet (Packham et al. 2009).

5.2 MYD88: Sensitivität niedriger als bei Codon S34 trotz Auftreten zusätzlicher Peaks

Für die Untersuchungen zu dem Gen MYD88 wurden eigens klonierte Plasmide eingesetzt. Genau wie für das Gen U2AF1 wurde mutiertes Plasmid vor einem Wildtyp-DNA-Hintergrund aus Lymphknoten analysiert. Noch eindeutig detektierbar ist die Mutation bei einem Anteil mutierter Allele von 11,2 % (Abb. 14D). Niedrigere Anteile an mutierten Allelen sind nicht (Abb. 14F), bzw. nur sehr schwach (Abb. 14E) erkennbar. Der sehr kleine C-Peak an Position 3 bei 5,6 % mutierten Allelen (Abb. 14E) kann nicht als eindeutig identifizierbar angesehen werden, da in dieser Analyse gut amplifizierbares Plasmid zum Einsatz kam, wohingegen in realen Patienten-Proben FFPE-DNA enthalten ist, die ein minderwertigeres Template als ein Plasmid in der PCR ist und somit schwerer zu detektieren ist.

Obwohl durch die L265P-Mutation anstatt eines T-Peaks an Position 2 ein zusätzlicher C-Peak an Position 3 auftritt (Abb. 12), liegt die analytische Sensitivität nicht in derselben Größenordnung wie die Sensitivität, die bei Codon S34 des Gens U2AF1 erreicht werden konnte. Dies wäre zu erwarten gewesen, da – im Gegensatz zu Codon Q157 von U2AF1 – bei diesen beiden Mutationen zusätzliche Peaks im Pyrogram generiert werden, die leichter identifizierbar sind. Stattdessen wurde hier dasselbe LOD wie für Codon Q157 erzielt. Eine mögliche Ursache für diese Beobachtung ist der sehr ausgeprägte C-Peak an Position 8, der durch das vierfache Auftreten eines Cytosins in der Basenabfolge generiert wird. Durch diesen hohen Peak erscheint der zusätzlich auftretende C-Peak an Position 3 nur relativ klein und ist somit schwieriger detektierbar. Auch zeigt ein Vergleich der gemessen mit den erwarteten Mutationsfrequenzen, dass der tatsächlich gemessene Anteil an mutierten Allelen kleiner ist, als der eingesetzte Anteil mutierter Allele (vgl. Abb. 15). Diese Beobachtung könnte eine weitere Ursache für das erhöhte LOD sein, da somit weniger mutierte Allele als gedacht eingesetzt wurden. Ein möglicher Grund für diese Abweichung könnten Fehler bei der Berechnung der Mutationsfrequenzen sein. Außerdem wurde jeder Messwert nur durch einmalige Messung erhalten. Für ein aussagekräftigeres Ergebnis und ein höheres Maß an Linearität müssten Mehrfachmessungen durchgeführt werden.

5.3 Jak2: Anwendung einer Zelllinien-Mischungsstudie zur Evaluierung der Sensitivität des Assays

Die Analysen des genetischen Markers Jak2 wurden anhand von gut amplifizierbarer Zelllinien-DNA durchgeführt. Verwendet wurde die homozygot V617F-mutierte Zelllinie HEL, bei der häufig Genamplifikationen von Jak2 auftreten (Quentmeier et al. 2006), was in anderen Studien ebenfalls bestätigt wurde (vgl. Punkt 4.3). Bei entarteten Tumorzelllinien wie HEL, die über einen langen Zeitraum kultiviert werden, sind Genamplifikationen und die Akkumulation unterschiedlicher Mutationen weit verbreitet und stellen bei quantitativen Analysen eine Herausforderung dar (Fukumoto et al. 1988). Aufgrund der Eigendynamik jedes Zellklons besteht die Problematik demnach darin, dass – je nach verwendeter Charge an HEL-Zellen – eine unterschiedliche Anzahl an Jak2-Genkopien vorhanden sein kann.

Um nun diese Genamplifikation von Jak2 zu berücksichtigen, wurde zunächst eine qPCR zur Ermittlung der relativen Jak2-Genkopienzahlen in HEL und der diploiden V617-wildtyp-Zelllinie HL-60 durchgeführt. In anderen Studien wurden dagegen entweder gut beschriebene diploide Zelllinien für Verdünnungsanalysen von Zelllinien-DNA verwendet (Ibrahem et al. 2010) oder es fand gar keine Überprüfung der Genkopienzahl statt (Dijkstra et al. 2013). Die qPCR ergab, dass in der im Zuge dieser Arbeit verwendeten HEL-Zelllinie 5-mal so viele Genkopien von Jak2 wie in HL-60 enthalten waren, was in einem weiteren Experiment überprüft und bestätigt wurde (vgl. Abb. 17).

In der Verdünnungsanalyse von V617F-mutierter HEL-DNA in V617-wildtyp-DNA der Zelllinie HL-60 wurde eine analytische Sensitivität von 6,25 % erhalten. Dies ist ein vergleichsweise gutes Ergebnis, da durch die V617F-Mutation im Gegensatz zu Codon S34 (U2AF1) keine zusätzlichen Peaks generiert werden, sondern nur ein C-Peak an Position 2 reduziert wird und der A-Peak an Position 3 erhöht wird (Abb. 16). Wie schon unter Punkt 4.3 erwähnt ergibt sich hier außerdem das Problem, dass dieser A-Peak naturgemäß auch in einem Pyrogram von V617-wildtyp-DNA leicht erhöht ist, da bei der Pyrosequenzierung statt dATP dATPαS verwendet wird. Die in dieser Arbeit erhaltene analytische Sensitivität von 6,25 % ist konsistent mit den Ergebnissen der Studie von Jelinek *et al.* von 5 – 10 %. In dieser Untersuchung wurde jedoch nicht Zelllinien-DNA, sondern V617F-mutierte Patienten-DNA eingesetzt (Jelinek et al. 2005).

Der Vergleich der erwarteten Mutationsfrequenz mit dem Anteil an mutierten Allelen laut *PyroMark™ MD Software* im AQ-Mode zeigt, dass die beiden Mutationsfrequenzen teilweise voneinander abweichen, aber dass tendenziell ähnliche Werte erhalten werden und auch Forward- und Reverse-Assay gut übereinstimmen. Eine mögliche Erklärung für die auftretenden Differenzen ist, dass die gesamte Mutationsfrequenzberechnung auf einer Extrapolation der Genkopienzahl beruht, die durch die qPCR erhalten wurde. Demnach ist die wirkliche Zahl der Jak2-Genkopien nicht exakt bekannt. Auch wird durch die Mutationsfrequenzen, die im AQ-Mode ermittelt wurden, bestätigt, dass sehr niedrige Anteile an mutierten Allelen, wie z. B. 1,68 %, nicht durch die Pyrosequenzierung erfasst werden können, da ein Wert von 0 % ausgegeben wurde (vgl. Tab. 14). Alles in allem bestätigen die durch die Software *PyroMark™ MD* ermittelten Werte jedoch die Richtigkeit der eingesetzten Mutationsfrequenzen, da auch die Auftragung der erwarteten gegen die gemessenen Mutationsfrequenzen annähernd eine lineare Winkelhalbierende ergibt. Es kann somit geschlussfolgert werden, dass die Zelllinien-Mischungsstudie aussagekräftige Ergebnisse liefert.

5.4 Ausblick

Die Ergebnisse dieser Arbeit bestätigen die Hypothese, dass die analytische Sensitivität und auch die Spezifität eines Assays von der zu untersuchenden Sequenz als auch von dem verwendeten Ausgangsmaterial abhängen. So konnte gezeigt werden, dass Plasmide und Zelllinien-DNA besser amplifizierbar sind als Patienten-DNA, die aus FFPE-Gewebeschnitten isoliert wurde (vgl. Punkt 5.1). Ebenso kann die gegebene Basenabfolge in dem zu sequenzierenden Fragment die Effizienz der PCR und somit das Ergebnis der Pyrosequenzierung beeinflussen. Ein Grund hierfür ist, dass die Amplifizierbarkeit eines DNA-Fragments beispielsweise von dem GC-Gehalt oder dem Vorhandensein von repetitiven Elementen abhängig ist (Aird et al. 2011). Auch beeinflusst die durchschnittliche Signalstärke die Sensitivität. Ein weiterer Faktor, der die Qualität eines Pyrosequenzierungs-Assays beeinflusst, ist die Reihenfolge, in der die Nukleotide eingespritzt werden. Nur wenn dieser sogenannte *dispensation order* für die zu analysierende Sequenz optimiert wurde, kann ein eindeutiges und korrektes Ergebnis erhalten werden (Harrington et al. 2013).

Für eine aussagekräftige Validierung von Pyrosequenzierungs-Assays ist der Einsatz eines adäquaten DNA-Hintergrundes essentiell, sodass die Ergebnisse auf den diagnostischen Alltag übertragen werden können. Die im Zuge dieser Arbeit erhaltenen Sensitivitäten umfassen eine Spanne von 1,58 % bis 11,2 % und liegen damit im Bereich der Ergebnisse vorheriger Studien.

Alles in allem wurde im Rahmen dieser Arbeit eine Anleitung etabliert, mit der für jeden beliebigen genetischen Marker Positivkontrollen erstellt werden können. Außerdem wurde anhand von U2AF1 und MYD88 gezeigt, dass alternativ zu Positivkontrollen, bei denen Zelllinien-DNA verwendet wird, auch Plasmide erfolgreich einsetzbar sind und eine schnelle, mit wenig Aufwand verbundene Validierung eines Pyrosequenzierungs-Assays ermöglichen können. Ein negativer Aspekt bei der Verwendung von Plasmiden zur Erstellung von Positivkontrollen ist jedoch die Gefahr der Plasmid Kontamination. Je häufiger mit Plasmiden gearbeitet wird, desto größer ist das Kontaminationsrisiko, da Plasmide aufgrund ihrer geringen Größe (ca. ein Millionstel des Humanen Genoms) schon in unvorstellbar kleinen Mengen eine Kontamination hervorrufen können. Daher erfordert das Arbeiten mit Plasmiden besondere Vorsichtsmaßnahmen und eine sehr saubere Arbeitsweise.

Danksagung

In erster Linie möchte ich Herrn Prof. Dr. Ulrich Lehmann-Mühlenhoff danken, dass er mir die Möglichkeit gegeben hat, in seinem Arbeitskreis eine interessante Bachelorarbeit anzufertigen und immer ein offenes Ohr für mich hatte.

Des Weiteren gilt mein Dank ganz besonders meinem engagierten Betreuer Stephan Bartels, der trotz seiner vielen parallel laufenden Projekte immer etwas Zeit für mein, von ihm gut geplanten Projekt gefunden hat. Danke für die Geduld mit mir und viel Erfolg für deine Doktorarbeit! ☺

Dann möchte ich mich natürlich auch bei den restlichen Mitarbeitern des Arbeitskreises bedanken, die ich jeder Zeit um Rat fragen konnte. Bedanken möchte ich mich auch bei Michael Mozer (dem ich leider noch nicht persönlich begegnet bin ☺) für die Bereitstellung der U2AF1-Plasmide. Alles in allem habe ich mich bei euch im Arbeitskreis sehr wohl gefühlt!

Gar nicht oft genug danken kann ich meinen lieben Eltern und meinem Freund Thore, die sich meine Klagen und Sorgen, wenn einmal etwas nicht funktioniert hat oder kontaminiert war, geduldig angehört haben und immer für mich da waren. Danke für eure aufbauenden Worte, die ich sehr gut gebrauchen konnte!

Literaturverzeichnis

Aird, D. et al., 2011. Analyzing and minimizing PCR amplification bias in Illumina sequencing libraries. *Genome Biology*, 12(2), p.R18.

Ansell, S.M. et al., 2013. Activation of TAK1 by MYD88 L265P drives malignant B cell growth in Non-Hodgkin Lymphomas. *Blood Cancer Journal*, 122(21), pp.245–245.

Arita, H. et al., 2014. Development of a robust and sensitive pyrosequencing assay for the detection of IDH1/2 mutations in gliomas. *Brain Tumor Pathology*, pp.1–11.

Armbruster, D.A., Tillman, M.D. & Hubbs, L.M., 1994. Limit of detection (LQD) / limit of quantitation (LOQ): comparison of the empirical and the statistical methods exemplified with GC-MS assays of abused drugs. *Clinical Chemistry*, 40(7), pp.1233–1238.

Baker, S., Rane, S. & Reddy, E., 2007. Hematopoietic cytokine receptor signaling. *Oncogene - Nature*, 26(47), pp.6724–6737.

Baxter, E.J. et al., 2005. Acquired mutation of the tyrosine kinase JAK2 in human myeloproliferative disorders. *The Lancet*, 365(9464), pp.1054–1061.

Christgen, M. et al., 2009. Comprehensive genetic and functional characterization of IPH-926: a novel CDH I-null tumour cell line from human lobular breast cancer. *Journal of Pathology*, 217(08), pp.620–632.

Cushman-Vokoun, A.M. et al., 2013. Comparison study of the performance of the QIAGEN EGFR RGQ and EGFR pyro assays for mutation analysis in non-small cell lung cancer. *American Journal of Clinical Pathology*, 140(1), pp.7–19.

Damm, F. et al., 2012. Mutations affecting mRNA splicing define distinct clinical phenotypes and correlate with patient outcome in myelodysplastic syndromes. *Blood Cancer Journal*, 119(14), pp.3211–3218.

Denys, B. et al., 2010. A real-time polymerase chain reaction assay for rapid, sensitive and specific quantification of the JAK2 V617F mutation using a locked nucleic acid-modified oligonucleotide. *The Journal of Molecular Diagnostics*, 12(4), pp.512–519.

Dietrich, D. et al., 2013. Improved PCR performance using template DNA from formalin-fixed and paraffin-embedded tissues by overcoming PCR inhibition. *Public Library Of Science*, 8(10), p.e77771.

Dijkstra, J. et al., 2013. KRAS mutation analysis on low percentage of colon cancer cells: the importance of quality assurance. *Virchows Archiv*, 462(1), pp.39–46.

Fukumoto, M., Shevrin, D.H. & Roninson, I.B., 1988. Analysis of gene amplification in human tumor cell lines. *Proceedings of the National Academy of Sciences*, 85(18), pp.6846–6850.

Harrington, C.T. et al., 2013. Fundamentals of pyrosequencing. *Archives of Pathology and Laboratory Medicine*, 137(9), pp.1296–1303.

Houghton, S.G. & Cockerill III, F.R., 2006. Real-time PCR: overview and applications. *Surgery*, 139(1), pp.1–5.

Ibrahem, S. et al., 2010. Comparative analysis of pyrosequencing and QMC-PCR in conjunction with high resolution melting for KRAS/BRAF mutation detection. *International Journal of Experimental Pathology*, 91(6), pp.500–505.

Invitrogen, 2014. TOPO® TA Cloning® Kit for Sequencing.

Invitrogen, 2010. Qubit dsDNA HS Assay Kits.

Jelinek, J. et al., 2005. JAK2 mutation 1849 G> T is rare in acute leukemias but can be found in CMML, Philadelphia chromosome-negative CML and megakaryocytic leukemia. *Blood Cancer Journal*, 106(10), pp.3370–3373.

Jiang, W. et al., 2012. A more sensitive platform for the detection of low-abundance BRAFV600E mutations. *Molecular and Cellular Biochemistry*, 366(1-2), pp.49–58.

Lehmann, U. & Kreipe, H., 2001. Real-time PCR analysis of DNA and RNA extracted from formalin-fixed and paraffin-embedded biopsies. *Methods*, 25(4), pp.409–418.

Livak, K.J. & Schmittgen, T.D., 2001. Analysis of relative gene expression data using real-time quantitative PCR and the $2^{\Delta C}{}_T$ Method. *Methods*, 25(4), pp.402–408.

Makishima, H. et al., 2012. Mutations in the spliceosome machinery, a novel and ubiquitous pathway in leukemogenesis. *Blood Cancer Journal*, 119(14), pp.3203–3210.

Milosevic, J.D. & Kralovics, R., 2013. Genetic and epigenetic alterations of myeloproliferative disorders. *International Journal of Hematology*, 97(2), pp.183–107.

Minnucci, G. et al., 2012. A novel, highly sensitive and rapid allele specific loop-mediated amplification assay for the detection of the JAK2-V617F mutation in chronic myeloproliferative neoplasms. *Haematologica*, 97(9), pp.1394–1400.

Mülhardt, C., 2009. Der Experimentator: Molekularbiologie, *Genomics* (6. Auflage Ausg.). Heidelberg: Spektrum Akademischer Verlag.

Nature, 2005. Abgerufen am 3. Juli 2014 von http://www.nature.com/nmeth/journal/v2/n10/images/nmeth800-F1.gif

Ngo, V.N. et al., 2011. Oncogenically active MYD88 mutations in human lymphoma. *Nature*, 470(7332), pp.115–119.

Packham, D. et al., 2009. Implementation of novel pyrosequencing assays to screen for common mutations of BRAF and KRAS in a cohort of sporadic colorectal cancers. *Diagnostic Molecular Pathology*, 18(2), pp.62–71.

Patnaik, M.M. et al., 2013. Spliceosome mutations involving SRSF2, SF3B1, and U2AF35 in chronic myelomonocytic leukemia: prevalence, clinical correlates, and prognostic relevance. *American Journal of Hematology*, 88(3), pp.201–206.

Pewsner, D. et al., 2004. Ruling a diagnosis in or out with "SpPIn" and "SnNOut": a note of caution. *British Medical Journal*, 329(7459), pp.209–213.

Przychodzen, B. et al., 2013. Patterns of missplicing due to somatic U2AF1 mutations in myeloid neoplasms. *Blood Cancer Journal*, 122(6), pp.999–1006.

Qian, J. et al., 2012. U2AF1 mutations in Chinese patients with acute myeloid leukemia and myelodysplastic syndrome. *Public Library Of Science*, 7(9), p.e45760.

Quentmeier, H. et al., 2006. JAK2 V617F tyrosine kinase mutation in cell lines derived from myeloproliferative disorders. *Leukemia - Nature*, 20(3), pp.471–476.

Saharinen, P. & Silvennoinen, O., 2002. The pseudokinase domain is required for suppression of basal activity of Jak2 and Jak3 tyrosine kinases and for cytokine-inducible activation of signal transduction. *Journal of Biological Chemistry*, 277(49), pp.47954–47963.

Schmid, F.-X., 2001. Biological Macromolecules: UV-visible Spectrophotometry. *Encyclopedia of Life Sciences*.

Scientific, T.F., 2009. Nanodrop 2000/2000c spectrophotometer. *V 1.0 User Manual*.

Shaib, W., Mahajan, R. & El-Rayes, B., 2013. Markers of resistance to anti-EGFR therapy in colorectal cancer. *Journal of Gastrointestinal Oncology*, 4(3), p.308.

Spittle, C. et al., 2007. Application of a BRAF Pyrosequencing Assay for Mutation Detection and Copy Number Analysis in Malignant Melanoma. *The Journal of Molecular Diagnostics*, 9(4), pp.464–471.

Steensma, D.P., 2006. JAK2 V617F in myeloid disorders: molecular diagnostic techniques and their clinical utility: a paper from the 2005 William Beaumont Hospital Symposium on Molecular Pathology. *The Journal of Molecular Diagnostics*, 8(4), pp.397–411.

Thermo Scientific, 2013. Abgerufen am 28. Juni 2014 von pBR322/BsuRI (HaeIII) Marker: http://www.thermoscientificbio.com/uploadedImages/Products/DNA_Electrophoresis/DNA_Ladders/sm027_fam.jpg

Tsiatis, A.C. et al., 2010. Comparison of Sanger Sequencing, Pyrosequencing, and Melting Curve Analysis for the Detection of KRAS Mutations: Diagnostic and Clinical Implications. *The Journal of Molecular Diagnostics*, 12(4), pp.425–432.

Warren, R.L. et al., 2007. Assembling millions of short DNA sequences using SSAKE. *Bioinformatics*, 23(4), pp.500–501.

Watters, T.M., Kenny, E.F. & O'Neill, L.A., 2007. Structure, function and regulation of the Toll/IL-1 receptor adaptor proteins. *Immunology and Cell Biology*, 85(6), pp.411–419.

Yoshida, K. et al., 2011. Frequent pathway mutations of splicing machinery in myelodysplasia. *Nature*, 478(7367), pp.64–69.

Yun, C.-H. et al., 2007. Structures of lung cancer-derived EGFR mutants and inhibitor complexes: mechanism of activation and insights into differential inhibitor sensitivity. *Cancer Cell*, 11(3), pp.217–227.

Yun, C.-H. et al., 2008. The T790M mutation in EGFR kinase causes drug resistance by increasing the affinity for ATP. *Proceedings of the National Academy of Sciences*, 105(6), pp.2070–2075.